Die Bibliothek der Technik
Band 312

Sicherheits- und Überlastkupplungen

Spielfreie Drehmomentbegrenzung für die Automatisierungstechnik

Tobias Wolf, Andreas Rimpel,
Michael Wöber

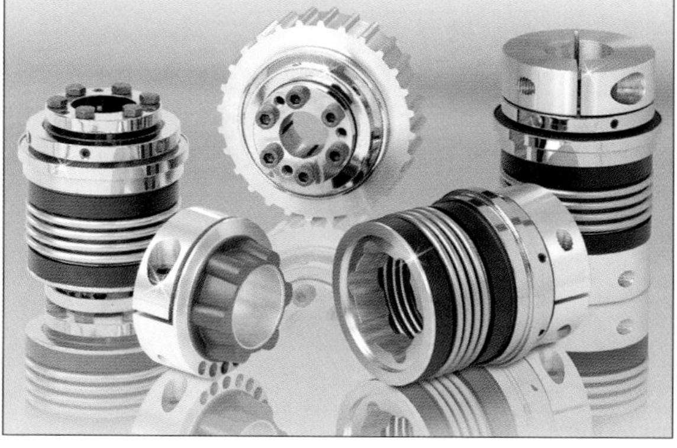

verlag moderne industrie

Dieses Buch wurde mit fachlicher Unterstützung
der R+W Antriebselemente GmbH erarbeitet.

Süddeutscher Verlag onpact GmbH, 80469 München
www.sv-onpact.de
Abbildungen: R+W Antriebselemente GmbH, Klingenberg
Satz: abavo GmbH, 86807 Buchloe
Druck und Bindung: Sellier Druck GmbH, 85354 Freising
Printed in Germany 889075
ISBN 978-3-937889-75-7

Inhalt

Sicherheitskupplungen im Zeitalter der Elektronik

Sicherheitskonzepte

Analysiert man den heutigen Markt der Sicherheitskomponenten für den Anlagen- und Maschinenbau, so stellt man fest, dass neben mechanischen Sicherheitskomponenten eine Vielzahl anderer Sicherheitselemente aus dem Bereich der Elektronik und der Steuerungstechnik angeboten wird. Diese reichen vom stromabhängigen Überlastschutz über Spannungs- und Leistungsüberwachungsbauteile bis hin zu Drehmomentmessgeräten. Insbesondere aufgrund der permanenten Weiter- und Neuentwicklungen im Bereich der Sensortechnik sowie der Leistungselektronik werden heute mechanische Sicherheitskomponenten in Bezug auf ihre Leistungsfähigkeit zumindest teilweise in Frage gestellt.

Nachteil: Reaktionszeit

Bei einer Bewertung beider Funktionsprinzipien muss jedoch in Betracht gezogen werden, dass elektronische Sicherheitskomponenten im Vergleich zu mechanischen zwei gravierende Nachteile aufweisen. Der erste Nachteil betrifft die Reaktionszeit. Tritt beispielsweise innerhalb einer Maschine eine Überlast in Folge einer Blockade auf, erreicht das Signal des Überwachungskreises erst nach einem starken Drehmomentanstieg nach ca. fünf bis sieben Millisekunden die Motorsteuerung. In dieser Zeitspanne versucht die Steuerung das Drehmoment weiter zu erhöhen, um den Sollwert zu erreichen. Danach dauert es im optimalen Fall weitere zehn Millisekunden, bis der Motor abschaltet. Zusätzliche Verzögerungen können durch die verhältnismäßig großen Massenträgheitsmomente im Antriebsstrang auftreten. Im

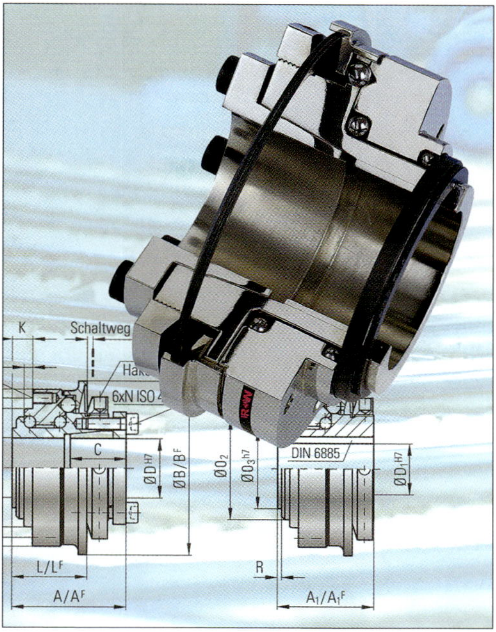

Abb. 1: TÜV-geprüfte mechanische Sicherheitskupplung

Vergleich dazu trennt die mechanische Sicherheitskupplung (Abb. 1) innerhalb einer Zeitspanne von drei bis maximal fünf Millisekunden An- und Abtriebsseite komplett voneinander. Eine herkömmliche mechanische Sicherheitskupplung benötigt also nur ein Drittel der Abschaltzeit, die eine elektronische Abschaltung beansprucht. Die zehn bis 15 Millisekunden Zeitunterschied können allerdings entscheidend sein, um mögliche Maschinen- und Werkzeugschäden zu verhindern. Weiterhin ist die elektronische Bauteilüberwachung für hohe Drehzahlen aufgrund der stark rotierenden Schwungmassen nicht geeignet.

Nachteil: Fehlerquellen

Der zweite Nachteil betrifft die Zahl möglicher Fehlerquellen. Anlagen, die mit elektronischen Überwachungssystemen ausgestattet sind, erfordern meist mehrere Sensoren, um eine optimalen Schutz zu gewährleisten. Deshalb werden neben den Sensoren für die Motorüberwachung zusätzlich Drehmomentmessgeräte an wichtigen Positionen innerhalb der Anlage angebracht. Dieser Aufbau von Sicherheitsschleifen birgt mögliche Fehlerquellen, da dazu mehrere verschiedene Komponenten benötigt werden.

Vorteil: nur eine Sicherheitskomponente

Der Vorteil einer mechanisch schaltenden Sicherheitskupplung besteht darin, dass in der gesamten Anlage nur eine einzige Sicherheitskomponente pro Achse benötigt wird. Somit muss auch nur diese überwacht werden. Die Kupplung bewirkt bei Überlast eine Zwangstrennung der An- und Abtriebsseite im Millisekundenbereich, die unter allen Bedingungen störungsfrei erfolgt und selbst im »worst case« nicht versagt.

Vorteil: Handhabung

Ein weiterer Vorteil besteht in der einfachen Handhabung und problemlosen Verstellmöglichkeit der Sicherheitskupplung. Treten beispielsweise Beschleunigungszyklen oder Massenträgheitsmomente im gesamten Antriebsstrang auf, für die die Kupplung im Bereich des Drehmoments zu klein dimensioniert wurde, kann das Ausrastmoment über den großen Einstellbereich problemlos nachgestellt werden. Letztendlich kann die Kupplung an der Stelle im Antriebsstrang platziert werden, an der die Wahrscheinlichkeit einer Überlast am größten ist (zum Beispiel direkt an der Kugelrollspindel).

Funktionsprinzipien von Sicherheitskupplungen

Sicherheitskupplungen, auch Überlastkupplungen genannt, sind meistens spiel-, verschleiß- und wartungsfrei arbeitende mechanische Verbindungselemente, die zum Schutz in Maschinen und Anlagen eingesetzt werden (Abb. 2). Die Funktionsprinzipien dieser Sicherheitselemente unterscheiden sich zwar je nach Kupplungshersteller, Ziel und Zweck der Kupplung sind jedoch bei allen Varianten gleich: Sie sollen eine sichere, schnelle und zuverlässige Zwangstrennung zwischen der An- und Abtriebsseite der Anlage oder der Maschine gewährleisten.
In den Folgeabschnitten werden zunächst die fünf am häufigsten genutzten Funktionsprinzipien für Sicherheitskupplungen erläutert. Ab

Abb. 2: Einbausituation einer Sicherheitskupplung

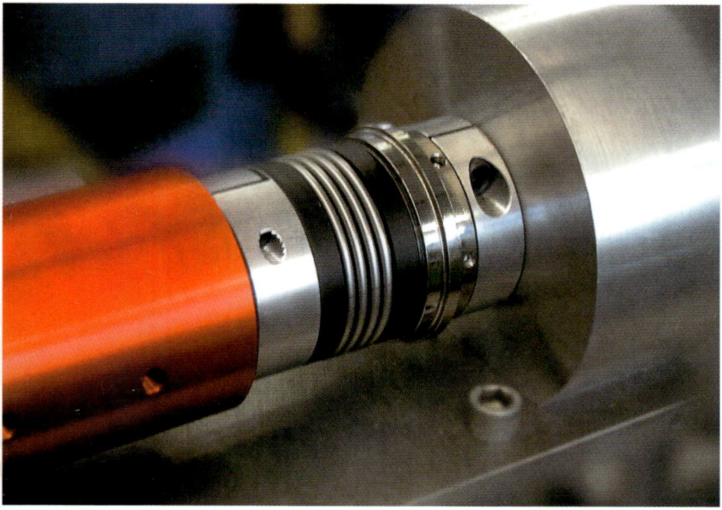

dem Kapitel »Anwendungsgebiete« (siehe S. 25 ff.) geht es in diesem Buch um Sicherheitskupplungen nach dem federvorgespannten Kugel-Rast-Prinzip, da diese heute im allgemeinen Maschinen- und Anlagenbau am häufigsten eingesetzt und in Neukonstruktionen von vornherein mit eingebunden werden.

Federvorgespannte Kugel-Rast-Kupplungen

Funktion als Not-Stopp-Elemente

Sicherheitskupplungen, die nach dem Prinzip des federvorgespannten Kugel-Rast-Verfahrens arbeiten, kommen vor allem in Anlagen zum Einsatz, in denen sie als absolute Not-Stopp-Elemente fungieren. Sie zeichnen sich durch eine hohe Steifigkeit der Bauteile und durch Spielfreiheit aus und gewährleisten somit einen dauerhaften Betrieb über die Gesamtlebensdauer einer Anlage. Aufgrund des Funktionsprinzips lässt sich das zulässige maximale Drehmoment sehr genau einstellen und somit ein optimaler Ausnutzungsgrad der gesamten Maschine erreichen.

Neunteiliger Aufbau

Der Aufbau des kompletten Sicherheitssegments besteht aus insgesamt neun einzelnen Bauteilen (Abb. 3). Der Grundkörper (Bauteil 1) dient einerseits als Verbindungselement zur Antriebsseite und andererseits als Stützkörper bzw. Gerüst für alle weiteren Bauteile. Er besteht aus Stahl, der an der Oberfläche zusätzlich durch ein Härteverfahren (Nitrocarburieren) veredelt wird, um den Körper selbst bei starker Beanspruchung vor Verschleiß zu schützen. Die Standzeit der Kupplung (Ausrastzyklen) kann optional durch eine Zweifachhärtung nochmals erhöht werden. Auf dem Grundkörper sitzt die Einstellmutter (Bauteil 2). Mittels dieser Mutter, die über ein Feingewinde verfügt, wird eine exakt definierte axi-

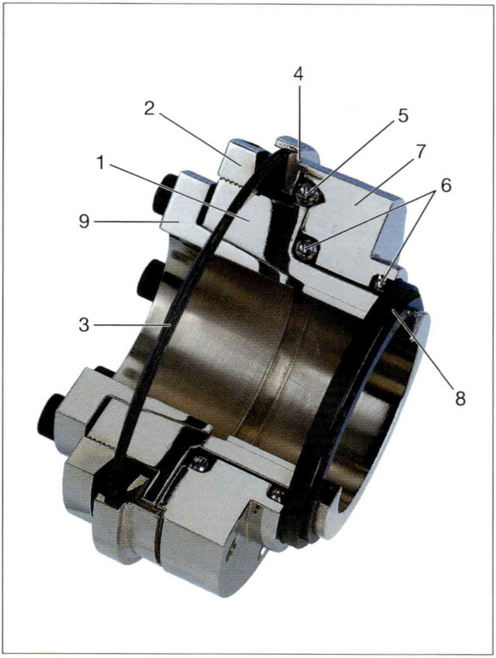

Abb. 3:
Schnittbild einer spielfreien auf dem Kugel-Rast-Prinzip basierenden Sicherheitskupplung
1 Grundkörper
2 Einstellmutter
3 Tellerfeder
4 Schaltring
5 Kugeln
6 Lagerkugeln
7 Anbauflansch
8 Lagerring
9 Konus oder Klemmnabe

ale Kraft auf die Tellerfeder (Bauteil 3) aufgebracht. Die Einstellmutter weist neben dem Innengewinde sechs weitere Kernlöcher auf. Die ersten drei Kernlöcher mit Gewinde (3× metrisch) sichern die Einstellmutter nach dem Justieren des Ausrastdrehmoments gegen Verdrehung. Die zweiten drei Kernlöcher (3× Sackbohrung) dienen zur leichteren Justierung der Einstellmutter. Das Drehen der Einstellmutter erfolgt über einen handelsüblichen Gelenkhakenschlüssel (Abb. 4), mit dem das Ausrastdrehmoment innerhalb des Einstellbereichs einfach, aber gleichzeitig sehr präzise verändert werden kann. Eine in radialer Richtung angebrachte Gravierung auf der Einstellmutter zeigt den möglichen Einstellbereich an. Optional kann die Einstellmutter mit einer zusätzli-

Sechs Kernlöcher

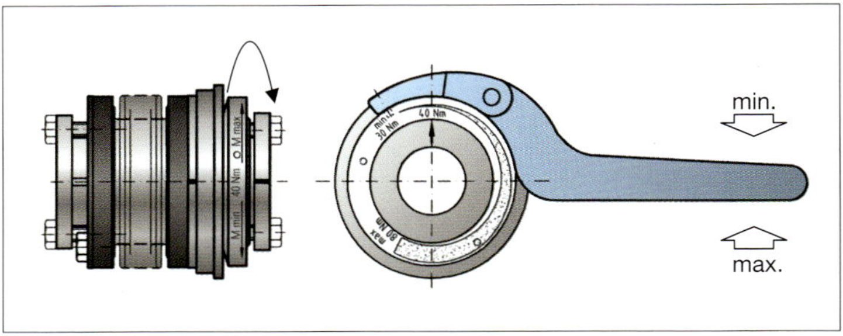

*Abb. 4:
Einstellen des Ausrastdrehmoments mithilfe eines Gelenkhakenschlüssels. Die Gravierung auf der Einstellmutter zeigt den Einstellbereich an.*

chen Klemmung ausgeführt werden. Bei dieser Ausführung entfallen die drei Schrauben zur Sicherung der Mutter gegen Verdrehen. Somit bleibt der Wert des Ausrastdrehmoments auch bei mehrmaligem Ausrasten gleich und erfordert keine Kontrolle der Einstellmutter vor Wiederinbetriebnahme der Kupplung.

Nach heutigem Stand der Technik ausgeführte Sicherheitskupplungen sind mit speziellen Hochleistungstellerfedern ausgerüstet, die innerhalb eines großen Temperaturbereichs (–30 bis +120 °C) eingesetzt werden können und über exakte Federkennlinien verfügen. Die meisten Tellerfedern haben zwei Kennlinien.

Zwei Kennlinien

Wird die gesamte Kennlinie einer Tellerfeder in einem Diagramm aufgetragen, so bezeichnet man den aufsteigenden Ast als progressive, den abfallenden Ast als degressive Kennlinie. Je nach Prägung (Formgebung) der Tellerfeder und der axialen Druckbeanspruchung kann eine der beiden Kennlinien genutzt werden. Da die degressive Kennlinie einer Feder einen größeren linearen Bereich aufweist als die progressive Kennlinie, wird diese genutzt. Im degressiven Bereich verändert sich die Federkraft im Verhältnis zum Federweg proportional. Das proportionale Verhältnis beider Größen ist in Kombination mit dem Feingewinde der Einstellmutter optimal für präzise Sicherheitskupplungen. Die degressive Kennlinie arbeitet exakt gegen die progressive Kennlinie, die dadurch gekennzeichnet ist, dass die Tellerfedern unter zunehmender axialer Druckbelastung eine stetig wachsende Gegenkraft erzeugen. Je weiter also die Tellerfeder gestaucht wird, desto höher werden die für die Stauchung benötigten Kräfte. In Sicherheitskupplungen eingesetzte mit degressiver Kennlinie arbeitende Tellerfedern kehren dieses Prinzip dagegen um. Je mehr die Tellerfeder zusammengedrückt wird, desto geringer werden die Gegenkräfte. Diese umgekehrt proportionale Beziehung bedeutet, dass die maximale Federkraft bzw. das maximale Ausrastdrehmoment bereits bei geringstmöglicher axialer Druckbeanspruchung der Feder auftritt. In der Praxis dreht der Anwender von Sicherheitskupplungen nach dem Lösen der Fixierschrauben die Einstellmutter gegen den Uhrzeigersinn, um die Druckbelastung auf die Feder zu verringern und somit gemäß der zuvor beschriebenen Beziehung das Ausrastdrehmoment der Kupplung zu erhöhen. Ein weiterer Vorteil der degressiven Kennlinie ist die sehr geringe Restreibung

Prinzip der degressiven Kennlinie

Geringe Restreibung

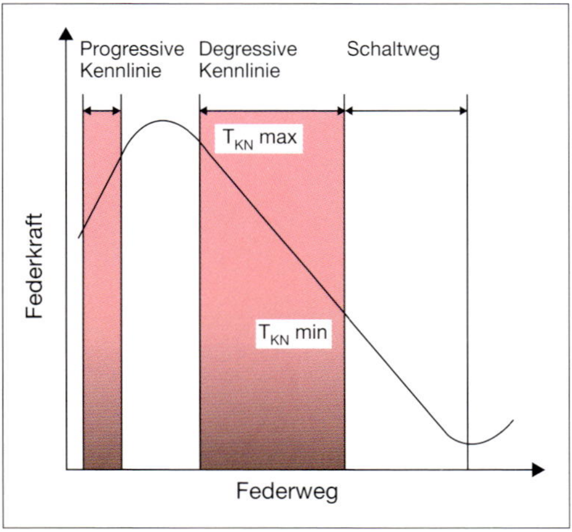

Abb. 5: Kennlinie für in Sicherheitskupplungen eingesetzte Hochleistungstellerfedern T_{KN} max Maximales Ausrastdrehmoment der Kupplung T_{KN} min Minimales Ausrastdrehmoment der Kupplung

bei Ausrastung der Kupplung (maximal gedrückte Tellerfeder hat nahezu keine Höhe und verfügt somit nur über eine geringe axiale Federkraft). Der Verschleiß an den mechanisch beanspruchten Komponenten ist dadurch sehr gering und die Schaltgeschwindigkeit im abfallenden Ast durch die Abnahme der Federkraft wesentlich höher. Dies führt zu einer hohen Standzeit der Kupplung.

Abbildung 5 zeigt das umgekehrt proportionale Verhältnis zwischen Federkraft und Federweg im degressiven Bereich der Kennlinie.

Unteres Drittel als Schaltweg

Der Federweg im unteren Drittel der Kennlinie wird als Schaltweg genutzt. Dieser Schaltweg wird über den Schaltring (Bauteil 4), der in kostengünstigen Sicherheitskupplungen häufig nicht zu finden ist, nach außen an den Näherungsschalter oder die Überwachungseinheit signalisiert. Bei den Bauteilen 5 und 6 handelt es sich um hochfeste Kugeln aus Edel- oder Werkzeugstahl, die während des Ausrastvorgangs exakt mit gleicher Umlaufgeschwindigkeit laufen (Abb. 6). Werden hingegen Rollen als Läufer verwendet, treten verschiedene Umlaufgeschwindigkeiten in den jeweiligen Bauteilen auf. Da Grundkörper und Anbauflansch in separaten Fräsvorgängen hergestellt werden, ist aufgrund von Fertigungstoleranzen kein exakter Sitz der Rollen möglich. Beide Faktoren erhöhen den Verschleiß im Vergleich zur Ku-

Abb. 6: 3D-Darstellung der Kugeln und der Führung von Sicherheitskupplungen mit gleicher Umlaufgeschwindigkeit

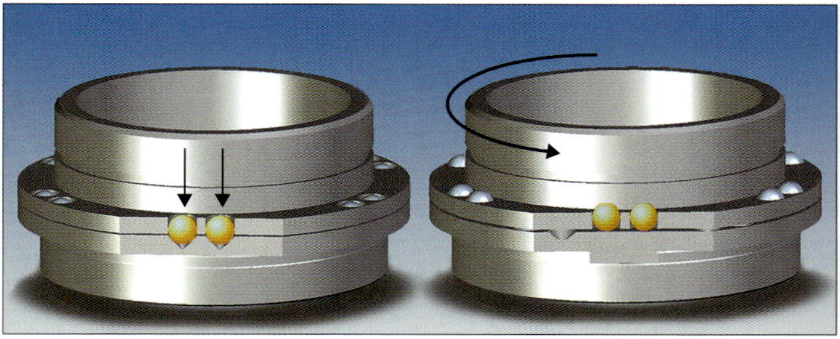

gelversion und verringern zum einen die Standzeit und zum anderen die Systemsteifigkeit der Kupplung.
Die Kugeln werden in Kernbohrungen im Grundkörper geführt. Üben die Tellerfedern einen axialen Druck auf den Schaltring aus, werden die darunter liegenden Kugeln in die Kalotten (Sackbohrungen) des Anbauflanschs (Bauteil 7) gepresst. Da die Kupplungen spielfrei arbeiten müssen, weisen die Kalotten ein spezielles Bohrbild auf. Zwei unterschiedlich große Winkel in der Kalotte sorgen für eine Verspannung der zwei nebeneinander sitzenden Kugeln (Abb. 7). Im Überlastfall ist die anliegende Federkraft nicht ausreichend groß, um die Kugeln in den Kalotten zu fixieren. Sie verlassen die Kalotte und laufen aufgrund der Kernbohrungen im Grundkörper auf einer definierten Umlaufbahn. In diesem Fall ist der Anbauflansch vom Grundkörper getrennt, sodass die Kupplung kein Drehmoment mehr überträgt. Sobald die Störung durch Überlast behoben

Kalotten mit speziellem Bohrbild

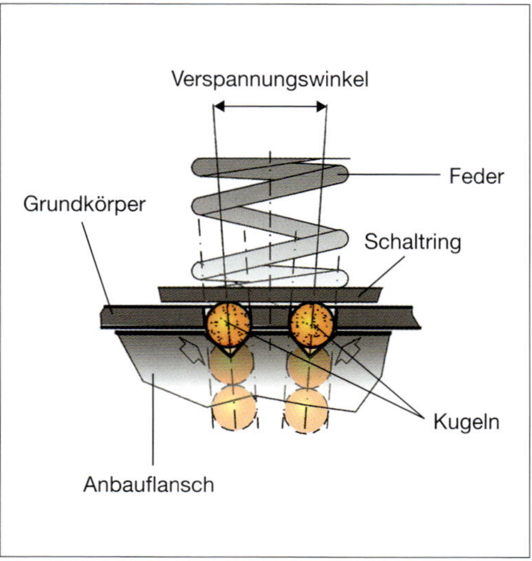

Abb. 7: Verspannung der beiden Kugeln zur spielfreien Drehmomentübertragung

ist, rasten die Kugeln in der nächsten Kalotte wieder ein. Dieser Vorgang wird als Ausrast- und Wiedereinrastprozess bezeichnet.

Geringer Verschleiß

Da alle mechanisch belasteten Komponenten in der Sicherheitskupplung gehärtet sind, kommt es speziell im Bereich der Kalottenkante bei axialer Bewegung der Kugel nur zu sehr geringem Verschleiß bzw. Setzungsverhalten. Selbst wenn nach häufigem Aus- und Wiederreinrasten (mehrere tausend Wiederholungen) die Kanten etwas abgerundet sind, gleichen die verschiedenen Kalottenwinkel das entstandene Spiel zueinander aus, sodass die Kupplung letztlich absolut spielfrei während der gesamten Lebensdauer arbeitet.

Zwei zusätzliche Kugelreihen

Der Anbauflansch ist während des Dauerbetriebs (eingerasteter Zustand) fest mit den anderen Komponenten der Kupplung verbunden. Die Drehbewegung und das Drehmoment werden 1:1 übertragen. Während des Ausrastens wird der Anbauflansch von den restlichen Bauteilen getrennt. Damit dieser bei einem genau definierten Drehmoment zuverlässig ausrastet, sind zwei zusätzliche versetzte Kugelreihen als Lager in der Kupplung integriert. Sie verhindern ein seitliches Kippen des Anbauflanschs und eine damit verbundene einseitige Tellerfederbelastung, die das Ausrastmoment erheblich beeinflussen würde. Als axiale Sicherung für den Anbauflansch und die integrierten Kugellager wird ein Lagerring mit einem Sicherungsring versehen (Bauteil 8). Im Regelfall wird das Ketten- oder Riemenrad mittels eines Zentrierdurchmessers und eines Lochkreises an den Anbauflansch montiert. Es besteht aber auch die Möglichkeit, das Ketten- oder Riemenrad in die Kupplung zu integrieren. In diesem Fall entfällt der Anbauflansch. Vorteil dieser Lösung ist die Reduzierung des Gewichts und der Massenträgheitsmomente der Kupplung. Je nach Kupplungsgröße wird zur Übertragung des Drehmoments bzw. zur Verspannung der Kupplung auf der Antriebswelle entweder ein Konus oder eine Klemmnabe als kraftschlüssige Verbindung eingesetzt (Bauteil 9).

Federvorgespannte Rutschkupplungen

Der Aufbau von federvorgespannten Rutschkupplungen ist vergleichbar mit dem Aufbau der Kugel-Rast-Ausführung. Beide Systeme unterscheiden sich nur durch die Art der Ausrastung bzw. durch die eingesetzten Bauteile. Aufgrund ihres Funktionsprinzips verfügen federvorgespannte Rutschkupplungen über eine größere Ausrasttoleranz. Sie werden deshalb überwiegend in Anlagen und Maschinen eingesetzt, in denen das Ausrast- bzw. Abschaltdrehmoment nicht exakt eingehalten werden muss.

Größere Ausrasttoleranz

Das Funktionsprinzip lässt sich wie folgt beschreiben: Zwei mit Reibbelägen besetzte Scheiben werden durch Tellerfedern aneinander gepresst (Abb. 8). Die Reibbeläge sind großflächig, bestehen aus asbestfreiem Material und zeichnen sich durch sehr geringen Verschleiß aus. Wird das zu übertragende Drehmoment zu groß und übersteigt es die zwischen den Belägen wirkende Reibkraft, die

Abb. 8: Rutschkupplung mit verschleißfesten Reibbelägen

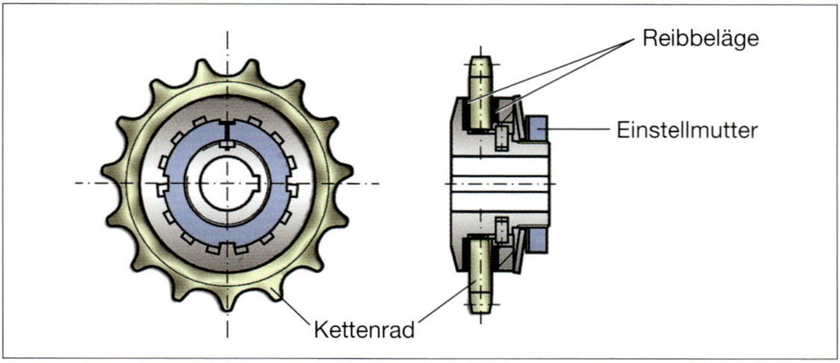

durch die Tellerfedern erzeugt wird, rutscht die Kupplung durch und es kommt zu einer Zwangstrennung zwischen der An- und Abtriebsseite. Sinkt das Drehmoment anschließend wieder unter die Reibkraft, haften die Reibbeläge erneut aneinander und das Drehmoment wird spielfrei übertragen. Nach heutigem Stand der Technik ausgelegte Rutschkupplungen justieren sich bei auftretendem Verschleiß eigenständig nach. Dieser Nachjustierungsprozess ist allerdings an die Wanddicke der Reibbeläge gebunden. Rutscht die Kupplung im Einsatzfall durch, ohne dass die Maschine abgeschaltet bzw. die Störung behoben wird, kommt es zu einem erheblichen Verschleiß der Reibbeläge, durch den eine sichere Funktion der Kupplung nicht mehr gewährleistet ist. Die Wanddicke der Reibbeläge und somit die Reibungskräfte werden deutlich verringert, sodass ein sicheres Übertragen der anliegenden Drehmomente nicht mehr möglich ist.

Nachjustierung

Die verwendeten Reibbeläge zeichnen sich durch eine gute Temperaturbeständigkeit besonders bei niedrigen Drehzahlen aus. Deshalb werden Rutschkupplungen meist in Anwendungen im Maschinen- und Anlagenbau eingesetzt, die im unteren Drehzahlbereich stattfinden. Ist die Kupplung verschlissen, kann sie durch das Montieren zweier neuer Reibbeläge und anschließender Neueinstellung des Ausrastdrehmoments repariert werden. In Anwendungen mit Drehrichtungsänderung ist darauf zu achten, dass das Ausrastmoment nach einer gewissen Betriebsdauer in beiden Drehrichtungen Unterschiede aufweist. Ist beispielsweise die Kupplung im Schadensfall in Drehrichtung rechts durchgerutscht, verändert sich der Reibbelag. Die winzigen Zähne und Haken auf der Scheibe nutzen sich in Drehrichtung rechts ab, Zähne, die in die linke Drehrichtung weisen,

Reibbelägewechsel

bleiben dagegen verschont. Dieser Aspekt sollte bei der Auswahl und Festlegung des Ausrast-Funktionsprinzips mit berücksichtigt werden. Ein weiterer Aspekt ist die Lebensdauer der Rutschkupplung. Äußere Einflüsse wie zum Beispiel Temperatur oder Feuchtigkeit können zu einem Festbacken der Reibbeläge führen. Dies hat zur Folge, dass die Kupplung erst bei einem höheren als dem ursprünglich eingestellten Ausrastdrehmoment durchrutscht, da sich die Haftreibungskräfte durch das Festbacken erhöhen. Im schlimmsten Fall können nachhaltige Folgeschäden durch das verspätete Durchrutschen der Kupplung auftreten.

Festbacken der Reibbeläge

Magnetische Dauerschlupfkupplungen

Neben der mechanischen Zwangstrennung der An- und Abtriebsseite bei Überlast ist auch eine Trennung durch Magnetkräfte möglich. Nach diesem Prinzip arbeiten magnetische Dauerschlupfkupplungen, die vorzugsweise in Anwendungen eingesetzt werden, in denen bei jedem Arbeitszyklus gezielt bis zur Überlast gefahren wird. Ein typisches Anwendungsbeispiel dafür sind Getränkeabfüllanlagen. Dort stellen Magnetkupplungen das Verschließen der Flaschen mit einem genau definierten Drehmoment sicher. Da Magnetkupplungen auch im Dauerbetrieb verschleißfrei arbeiten, kann der Verschließvorgang nahezu beliebig oft und in kürzesten Abständen wiederholt werden.

Verschleißfreies Arbeiten

Auf dem heutigen Sicherheitskupplungsmarkt sind zwei magnetische Dauerschlupfkupplungstypen (Abb. 9a) verfügbar, die sich in ihrem Funktionsprinzip unterscheiden. Ein Kupplungstyp sind magnetische Sicherheitskupplungen, die auf dem *Synchronprinzip* basieren (Abb. 9b). Sie übertragen das anlie-

Synchronprinzip

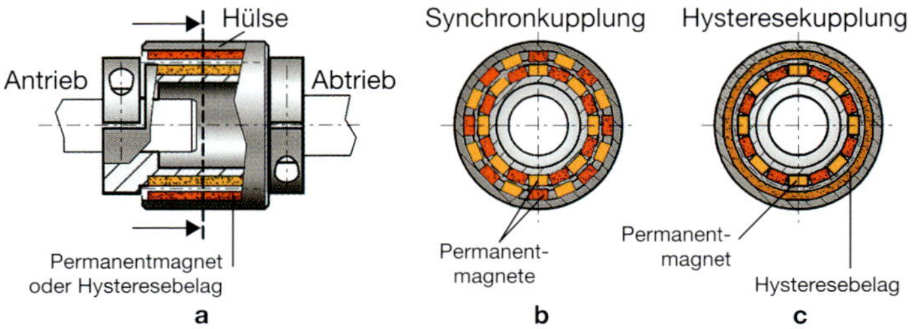

Abb. 9:
Aufbau einer Magnetkupplung (a) mit detaillierter Darstellung des Synchron- (b) bzw. Hystereseprinzips (c)

gende Drehmoment über magnetische Kräfte. Diese Kräfte werden von sich gegenüberliegenden regelmäßig angeordneten Dauer- oder Permanentmagneten erzeugt. Wird das zu übertragende Drehmoment so groß, dass die Haltekräfte des Magnetfelds überschritten werden, rastet die Kupplung durch. Die Bezeichnung »Synchronkupplung« resultiert aus der absolut synchronen Übertragung des Drehmoments. In der Kupplung entsteht auch unter Nenndrehmoment ein sehr kleiner Verdrehwinkel. Mit diesem Prinzip lassen sich im Bereich der Standardlösungen Drehmomente von bis zu 1000 Nm übertragen.

Hystereseprinzip

Das zweite Funktionsprinzip magnetischer Sicherheitskupplungen wird als *Hystereseprinzip* bezeichnet (Abb. 9c). Der Aufbau dieser Kupplung weicht gegenüber der Synchronkupplung nur im Bereich der Hülse ab. Anstelle eines Dauermagneten wird hier der Gegenpol über einen Hysteresebelag erzeugt. Die technischen Eigenschaften beider Magnetkupplungstypen sind vergleichbar; bei der Hysteresekupplung lässt sich jedoch im Unterschied zur Synchronkupplung das Magnetfeld mit einem geringen Energieaufwand umpolen. Kommt es im Einsatz aufgrund einer Störung zu einer Überlast, so rutscht die Kupplung durch (Umpolung). Die dabei entstehende Energie wird in Wärme umgewandelt und

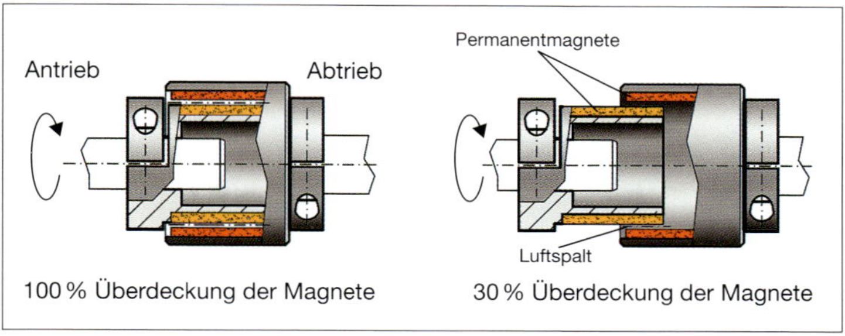

Abb. 10: Verstellung des Ausrastdrehmoments einer Magnetkupplung

nach außen abgegeben. Wichtig ist, dass das Nenndrehmoment selbst im Überlastfall sicher übertragen wird. In Bezug auf die maximale Wärmeabgabe der Kupplung sollte die Grenze der Schlupfdrehzahl (Drehzahldifferenz zwischen den beiden Kupplungsteilen) unbedingt eingehalten werden, um einen Defekt oder eine Überhitzung des Systems zu vermeiden. Permanentmagnetische Hysteresekupplungen sind im Regelfall für einen Drehmomentbereich bis etwa 5 Nm ausgelegt. Die maximal zugelassene Verlustleistung bei auftretender Überlast reicht je nach Kupplungsgröße bis zu 30 W.

Steuerung des Ausrastdrehmoments

Das Ausrastdrehmoment wird bei permanentmagnetischen Synchron- und bei permanentmagnetischen Hysteresekupplungen über die Eintauchtiefe der Magnete und dem daraus resultierenden Magnetfeld gesteuert. So trennt zum Beispiel die Sicherheitskupplung bei einer 100%igen Überdeckung der beiden Magnete die An- und Abtriebsseite nur bei Vorliegen des maximalen Ausrastdrehmoments. Hingegen findet bei einer Eintauchtiefe von 30 % die Trennung bereits bei einem Ausrastdrehmoment von 30 % statt (Abb. 10).

Wie bereits einleitend beschrieben, arbeiten magnetische Sicherheitskupplungen absolut verschleißfrei. Es entsteht bei diesem Prinzip keinerlei Abrieb zwischen den beiden Kupplungsteilen. Deshalb werden magnetische Sicherheitskupplungen bevorzugt für Anwendungen eingesetzt, in denen höchste Hygieneansprüche erfüllt werden müssen.

Pneumatische und elektromagnetische Kupplungen

Exakte Bestimmung des Ausrastdrehmoments

Verbindungselemente mit einer Sicherheitsfunktion erfordern während des Dauerbetriebs eine Nachjustierung bzw. Änderung des Ausrastdrehmoments. Diese Nachregelung erfolgt meist aus Kostengründen ohne das Abschalten der gesamten Antriebseinheit. Pneumatische oder elektromagnetische Kupplungen erlauben eine exakte Bestimmung des Ausrastdrehmoments über den Luftdruck oder die Stromstärke. Somit kann das Ausrastdrehmoment in den einzelnen Phasen des Produktionszyklus jeweils angepasst werden. In automatisierten Maschinen und Anlagen können beide Funktionsprinzipien optimal eingebunden werden. Die Steuerung des Luftdrucks oder des Stroms wird durch die Regelgröße (Wertvorgabe) im Steuerkreis der Maschine exakt definiert. Pneumatische und elektromechanische Sicherheitskupplungen zählen aufgrund ihres Funktionsprinzips zu den wenigen Kupplungstypen, die mit der Elektronik der Applikation gekoppelt werden können. Im Gegensatz zu den Kupplungssystemen mit Tellerfedern oder Reibbelägen sind sie allerdings auch teurer und in der Montage aufwändiger. Die benötigte Druckluft bzw. der benötigte Strom sollten bereits bei Auslegung und Planung der Konstruktion berücksichtigt werden.

Meist werden pneumatische oder elektromagnetische Sicherheitskupplungen nur zur definierten Last- oder Drehmomentbegrenzung ohne Schaltsignal eingesetzt oder im

Dauerbetrieb mit Nachjustierfunktion benötigt. In herkömmlichen Einsatzgebieten werden aus Kostengründen jedoch in der Regel Kugel-Rast- oder Rutschkupplungen eingesetzt.

Pneumatische Sicherheitskupplungen

Je nach Bedarf und Anwendung können pneumatische Sicherheitskupplungen auf drei verschiedene Arten genutzt werden. Bei der ersten Variante fungiert die Kupplung als *Überlastbauteil*. Das anliegende Drehmoment wird durch den Luftdruck übertragen. Ist das Drehmoment infolge einer Überlast zu groß, werden An- und Abtriebsseite voneinander getrennt. Gleichzeitig wird über den integrierten induktiven Endschalter (meist PNP-Öffner) ein Signal übermittelt. Die Kupplung wird entlüftet und der Antrieb automatisch abgeschaltet. Die zweite Möglichkeit besteht darin, die pneumatische Sicherheitskupplung als *Schaltglied* im Antriebsstrang zu nutzen. Durch einfache Regelung der Druckluft kann je nach Bedarf und Zyklen die Kupplung entweder zu- oder abgeschaltet werden. Aufgrund der stufenlos regelbaren Druckluftzufuhr kann die Kupplung auch als *Regelglied* genutzt werden. Bei dieser dritten Nutzungsvariante lässt sich die Kupplung an den jeweiligen Arbeitszyklus der Maschine und an die damit verknüpften Anforderungen anpassen.

Nutzung als Überlastbauteil, …

… als Schaltglied oder …

… als Regelglied

Bei allen drei beschriebenen Nutzungsmöglichkeiten ist zu beachten, dass die ausgerastete Kupplung dem Antriebsstrang nur während des Anlagenstillstands zugeschaltet werden darf. Die maximalen Drehzahlen, die zur sicheren Ausrastung bei Überlast möglich sind, richten sich nach der Kupplungsgröße und den in der Maschine wirkenden Massenträgheitsmomenten.

Elektromagnetische Sicherheitskupplungen
Elektromagnetische Sicherheitskupplungen arbeiten mit stromdurchflossenen Magnetspulen. Über eine exakt definierte Stromstärke wird mithilfe der Magnetspule ein Magnetfeld aufgebaut. Die Ankerscheibe der Kupplung wird durch die Magnetkraft angezogen und gehalten. Da der Spulenstrom stufenlos eingestellt werden kann, lässt sich das Ausrastmoment der Sicherheitskupplung optimal anpassen. Während der Übertragung des Nenndrehmoments sind Ankerscheibe und Nabe miteinander formschlüssig verbunden. Bei Überschreiten des zulässigen Drehmoments reicht die eingestellte Magnetkraft nicht mehr aus, um die formschlüssige Verbindung aufrechtzuerhalten. Die Kupplung rastet aus und gibt das Signal über den in Nähe der Kupplung angebrachten Endschalter direkt an die Motorsteuerung.

Formschlüssige Verbindung

Elektromagnetische Kupplungen sind in der Regel für Drehmomentbereiche von 4 bis 2500 Nm verfügbar. Die zur Anbindung an die An- bzw. Abtriebswelle eingesetzten Wellen weisen je nach Kupplungsgröße einen Durchmesser zwischen 6 und 100 mm auf. Für Sonderfälle werden auch Kupplungen gefertigt, die andere Drehmomente oder andere Wellendurchmesser aufweisen.

Kraftbegrenzung bei linearen Bewegungen

Sicherheitskupplungen werden hauptsächlich zur Begrenzung von Drehmomenten eingesetzt. Zunehmend wird jedoch auch eine Kraftbegrenzung in Linearmotoren benötigt, die nicht wie Elektromotoren Drehmomente ausführen, sondern über Zug- und Druckkräfte in axialer Richtung arbeiten. Da aufgrund modernster Technik die Verfahrgeschwindigkei-

Einsatz von Sicherheitskupplungen

ten ständig zunehmen, steigt in gleichem Maße die Dynamik im Antriebsstrang an. Sicherheitskupplungen können auch in Lineareinheiten als Überlastelement eingesetzt werden. Wie bei allen anderen Sicherheitskupplungen kann die Ausrastkraft auch bei Sicherheitskupplungen für axiale Kräfte stufenlos eingestellt bzw. nachjustiert werden. Die Entkoppelfunktion wird ebenfalls über Tellerfedern sichergestellt. Diese erzeugen einen axialen Druck, der auf ein konisches Bauteil, das Schaltsegment, wirkt und dieses radial

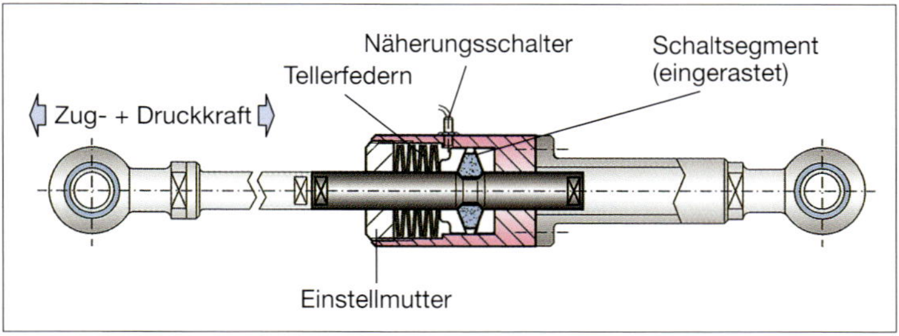

Abb. 11: Lineare Kraftbegrenzung im eingerasteten Zustand

nach unten in eine Vertiefung bzw. Verjüngung der Welle presst (Abb. 11). Im Falle einer Störung kann es zu Zug- oder Druckkräften kommen, die höher als die durch die Tellerfedern erzeugte radiale Kraft sind, die das Schaltsegment nach unten drückt. Das Schaltsegment rutscht radial nach oben und entkoppelt die Lineareinheit (Abb. 12). Bei

Abb. 12: Lineare Kraftbegrenzung im ausgerasteten Zustand

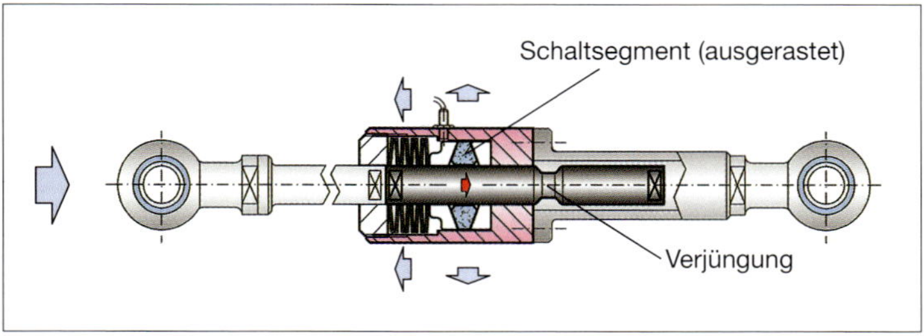

Wiederinbetriebnahme der Einheit rastet die Welle mittels eines Referenzwerts in der Position der Verjüngung wieder ein. Das Wiedereinrasten kann sowohl manuell als auch automatisch erfolgen. Über eine Einstellmutter ist es möglich, innerhalb eines definierten Bereichs die Zug- bzw. Druckbegrenzung der Kupplung an die jeweilige Anwendung anzupassen.

In Lineareinheiten zur axialen Begrenzung von Zug- und Druckkräften eingesetzte Sicherheitskupplungen stehen im Bereich von 75 bis 300 000 N zur Verfügung. Design und Konstruktion der Kupplungsbauteile gewährleisten das Ausrasten der Kupplung bei Überschreiten des Ausrastdrehmoments, unabhängig davon, aus welcher Richtung die Kraft kommt. Im Falle einer Störung kann die Fehlermeldung über Abfrageeinheiten (Näherungsschalter) direkt an die Motorsteuerung gesendet werden. Die Abschaltung folgt sofort.

Anwendungsgebiete

Sicherheitskupplungen werden heute in vielen Bereichen des Anlagen- und Maschinenbaus eingesetzt. Je nach Design, technischen Eigenschaften und Anbindungsausführungen sichern und schützen sie zum Beispiel Anwendungen in

Hauptanwendungen

- Werkzeugmaschinen,
- NC-Fräsmaschinen,
- Holzbearbeitungsmaschinen,
- Automatisierungsanlagen,
- Textilmaschinen,
- Industrierobotern und Druckmaschinen.

Zu beachten ist, innerhalb welcher Antriebsart eine Sicherheitskupplung zum Einsatz kommen soll. Unterschieden werden generell indirekte und direkte Antriebe (Abb. 13).

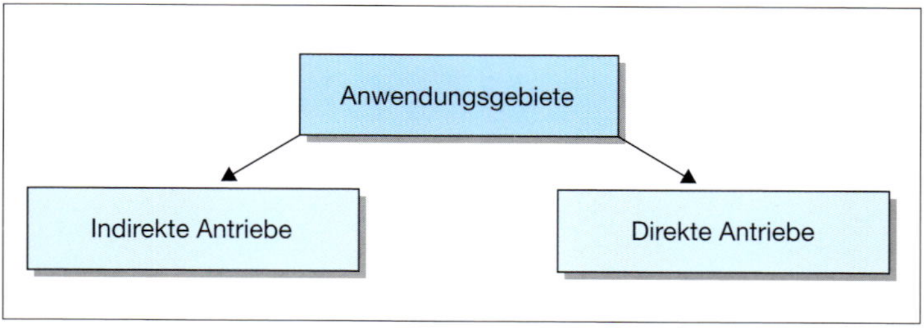

Abb. 13: Anwendungsgebiete für Sicherheitskupplungen

Die Antriebsart bestimmt die Kupplungsauswahl sowie die Wahl der technischen Parameter. Die wichtigsten relevanten Größen werden anhand von Sicherheitskupplungen des Typs Kugel-Rast-Kupplung nachfolgend beschrieben.

Indirekte Antriebe

Indirekte Antriebe sind dadurch gekennzeichnet, dass der gesamte Antriebsstrang nicht auf einer Ebene liegt. Die Rotationsachse der Antriebsseite ist parallel versetzt zur Rotationsachse der Abtriebsseite. Die Drehmomentübertragung erfolgt je nach Anforderung und Größe des Drehmoments über Riemen, Zahnräder oder Ketten. Abbildung 14 zeigt eine Möglichkeit, die Motoreinheit über einen Zahnriemen mit einer Kugelrollspindel zu verbinden.

Übertragungselemente

Bei indirekten Antrieben werden Kupplungen oder andere Verbindungselemente nicht zum Versatzausgleich zweier Wellen, sondern zur spiel- und vor allem wartungsfreien Drehmo-

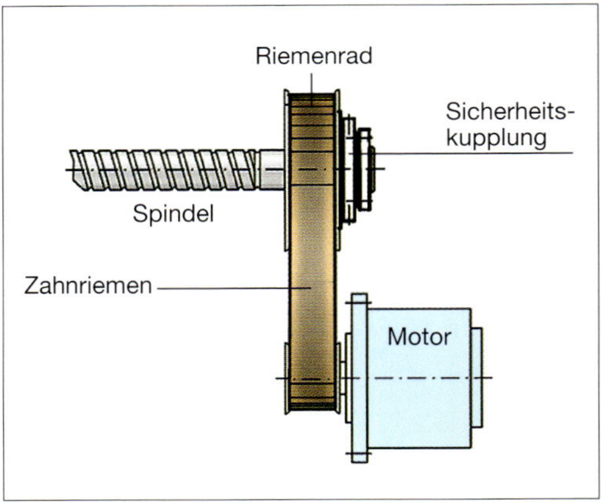

Abb. 14: Sicherheitskupplung an einer indirekt angetriebenen Spindel

mentübertragung benötigt. Um diese Funktion zuverlässig erfüllen zu können, spielen die genaue Einstellung der Riemen- oder Kettenspannung, die Lagerung in Bezug auf die Riemen- oder Kettenbreite und eine hohe Positionierungsgenauigkeit von An- und Abtriebsseite eine wesentliche Rolle.

Große Kräfte

Insbesondere die Riemen- oder Kettenspannung ist ein zentraler Bestandteil der Auslegung. Je nach Kupplungsaufbau und -größe können Spannungen bzw. Zugkräfte von bis zu 20 000 N auf die Bauteile der Sicherheitskupplung wirken. Diese müssen durch spezielle, in der Kupplung integrierte Lager oder zusätzliche Nadel- bzw. Gleitlager kompensiert werden. Die exakte Ausrichtung der Zahn- oder Riemenräder zwischen Antriebs- und Abtriebsseite ist vor allem bei höheren Drehzahlen zwingend erforderlich.

Exakte Ausrichtung

Abbildung 15 zeigt ein Beispiel einer richtigen (a) und einer falschen Ausrichtung (b) der Übertragungseinheit. Bei einem Versatz zwischen den beiden Zahnriemenrädern treten neben den Zugkräften am Riemen zusätzliche Querkräfte auf, die den Sitz und die Laufruhe

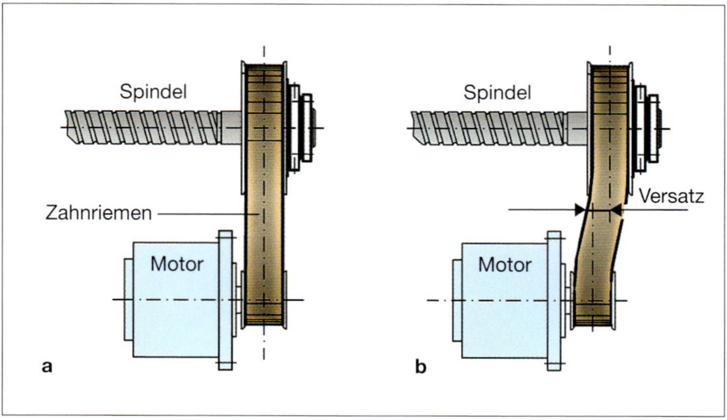

Abb. 15: Montagebeispiel für indirekten Antrieb mit einem Riemen
a) Richtige Ausrichtung
b) Falsche Ausrichtung

beeinträchtigen und letztlich dazu führen, die Lebensdauer des gesamten Antriebsstrangs zu verkürzen. Weiterhin besteht bei Riemen- oder Zahnrädern ohne Kanten (Führungen) die Gefahr, dass sich der Zahnriemen oder die Kette löst und axial von der Übertragungseinheit springt. Neben der exakten Ausrichtung der Übertragungselemente zueinander spielt die Art der Kupplungslagerung ebenfalls eine wichtige Rolle. Damit bei Auftreten von Überlast und nachfolgend ausgelöster Zwangstrennung von Antriebs- und Abtriebsseite ein sogenanntes Kippen vermieden wird, arbeiten Sicherheitskupplungen mit zwei Kugellagern

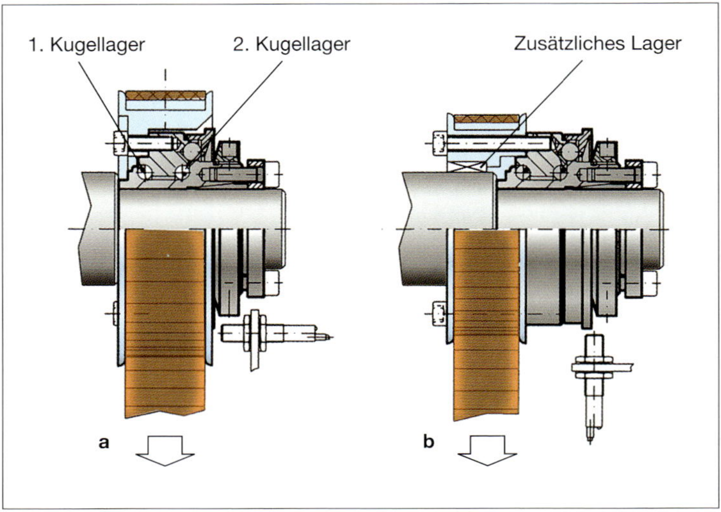

Abb. 16:
Zwei Kugellager (a) bzw. ein zusätzliches Lager (b) vermeiden das Kippen des Zahnriemens

(Abb. 16a). Diese werden in einem bestimmten Abstand zueinander in die Kupplung eingebaut. Passt die Riemenbreite oder der Außendurchmesser des Zahnriemenrads nicht zur Kupplungsgröße, lässt sich durch den Einbau eines zusätzlichen Lagers eine Abstützung erreichen (Abb. 16b). Somit kann das Kippen eines Ketten- oder Riemenrads unabhängig von den Abmessungen verhindert werden.

Direkte Antriebe

Als direkte Antriebe bezeichnet man Antriebsstränge, bei denen Antriebs- und Abtriebseinheit innerhalb einer Ebene liegen. Je nach Aufbau und Spezifikation sitzen die Antriebs- und die Abtriebseinheit in einer Flucht (Abb. 17). Bei der Bestimmung der geeigneten Sicherheitskupplung für diese Antriebsart sind das Ausrastdrehmoment, die Torsionssteifigkeit sowie der Versatzausgleich zwischen Antriebs- und Abtriebswelle zu beachten. Versätze zwi-

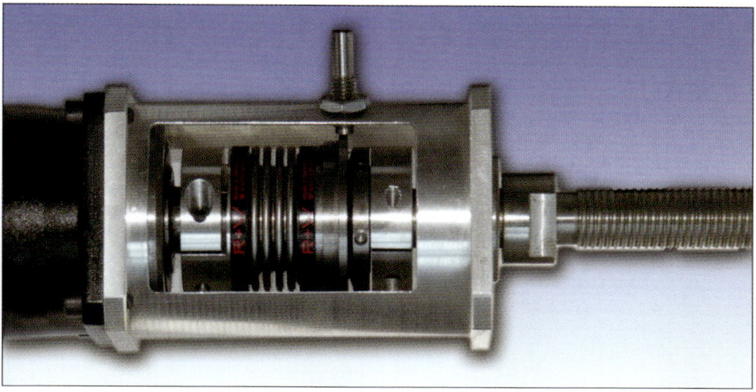

Abb. 17: Anwendungsbeispiel für direkten Antrieb (Motor – Kupplung – Spindel)

schen der An- und Abtriebsseite treten konstruktions- und montagebedingt bei nahezu allen Applikationen auf. Ursache dafür sind zum einen Maßtoleranzen innerhalb der anzubindenden Bauteile, zum anderen äußere auf den Antriebsstrang wirkende Einflussgrößen wie beispielsweise Temperatur oder Witterung. Generell unterscheidet man drei verschiedene Versatzarten.

Axiale Versätze

Die erste Versatzart sind die *axialen Versätze* (Abb. 18). Dabei handelt es sich um Längenänderungen der meist aus metallischen Materialien bestehenden Längsachse von Antriebs- und Abtriebswelle. Diese hängen vom spezifischen Wärmeausdehnungskoeffizienten des jeweiligen Werkstoffs ab. Er bestimmt, um wie viel sich ein Material bei Temperaturänderung ausdehnt oder zusammenzieht. Die temperaturbedingte Längenänderung der Wellen liegt in der Regel zwischen 0,1 und 1 mm. Neben den durch äußere Einflüsse verursachten Axialversätzen können auch anwendungsspezifische axiale Versätze auftreten, die Maximalwerte von bis zu 10 mm erreichen. Für die Kupplung ist der axiale Versatz eher unkritisch, da über federnde zwischen An- und Abtriebsnabe angeordnete Ausgleichselemente aus Metall (Me-

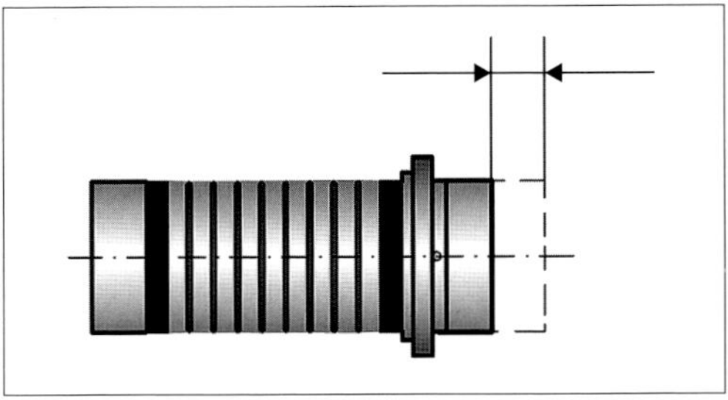

Abb. 18: Fluchtungsfehler in axialer Richtung

tallbalg) oder Kunststoff (Elastomerkranz) eine ausreichende Elastizität sichergestellt wird.

Angulare Versätze

Zur zweiten Versatzart zählen die *angularen Versätze* (Winkelversätze) (Abb. 19), die meist durch montagebedingte Versätze der beiden Wellen zueinander entstehen. Angularversätze von bis zu 2° können in der Regel von Standardkupplungen ausgeglichen werden. Müssen größere Versätze kompensiert werden, besteht die Möglichkeit, durch eine Veränderung der Wellenzahl (bei Metallbalgkupplungen) oder der Shorehärte (bei Elastomerkupplungen) den Ausgleichswinkel um ein Vielfaches zu vergrößern. Im Gegensatz zum axialen Versatz bedeutet der angulare Versatz aufgrund der höheren Belastung des Ausgleichselements eine deutliche Mehrbeanspruchung für die Kupplung.

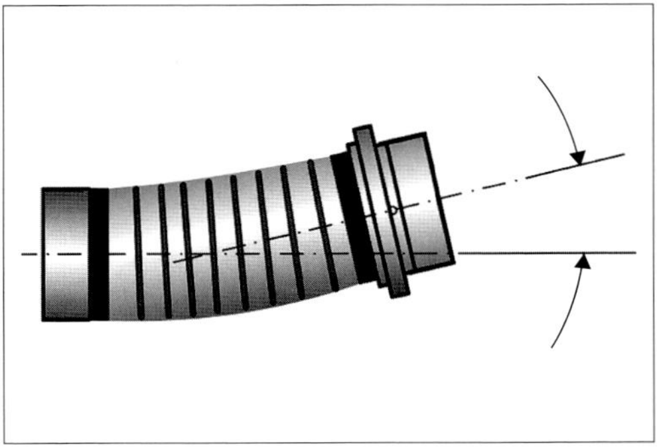

Abb. 19: Fluchtungsfehler in angularer Richtung

Lateraler Versatz

Die stärkste Belastung der Kupplung tritt beim *lateralen Versatz* (Abb. 20) auf. Bei dieser Versatzart handelt es sich um eine parallele Verlagerung der beiden Wellen zueinander. Das Ausgleichselement, also der Metallbalg bzw. der Elastomerkranz, wird somit durch zwei entgegengesetzte Winkelverlagerungen belastet. Neben der Belastung der Kupplung durch Rückstellkräfte ergeben sich zusätzliche Beanspruchungen für Lager sowie andere Komponenten des Antriebsstrangs, die bei der Auslegung und Konstruktion der Kupplung ebenfalls mit berücksichtigt werden sollten. Kupplungen in Standardausführung können laterale Versätze von bis zu 0,35 mm ausgleichen.

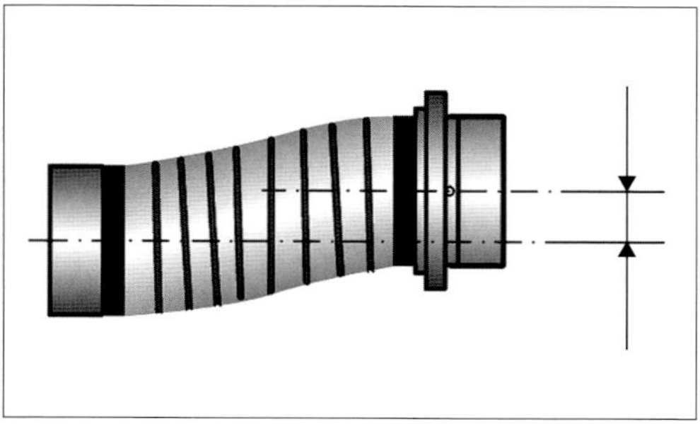

Abb. 20: Fluchtungsfehler in lateraler Richtung

Die drei beschriebenen Versatzarten treten bei direkten Antrieben in der Regel immer auf. Werden jedoch die vom Hersteller angegebenen maximalen Versätze eingehalten, sind die eingesetzten Kupplungen lebensdauerfest und müssen keiner regelmäßigen Wartung unterzogen werden.
Um die Wellen optimal zueinander auszurichten, gibt es mehrere Verfahren. Diese sind von der jeweiligen Einbausituation der Kupplung abhängig. Abbildung 21 zeigt zwei mögliche Verfahren. Im ersten Verfahren wird mittels eines Messstativs und einer Präzisionsmessuhr bei Rotation der Welle der

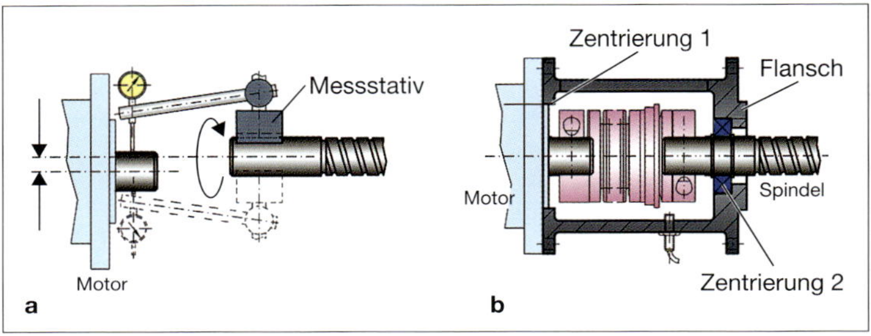

Abb. 21: Ausrichtung der An- und Abtriebsseite ohne (a) und mit Zwischenflansch (b)

höchste und niedrigste Punkt gemessen (Abb. 21 a). So lässt sich die aus der Abweichung ergebende laterale Distanz zwischen den Achsen ermitteln und anschließend korrigieren. Beim zweiten Verfahren, das am häufigsten zum Einsatz kommt, werden An- und Abtriebsseite über einen sogenannten Zwischenflansch (Kupplungsglocke) miteinander verbunden (Abb. 21 b). Hier müssen die beiden Wellen in der Regel aufgrund der genauen Fertigungstoleranzen der einzelnen Bauteile nicht mehr nachjustiert werden.

Auswahlkriterien und Eigenschaften

Aufwändige Auslegung

Der Aufwand, einen Antriebsstrang mit seinen zahlreichen unterschiedlichen Komponenten zu dimensionieren, hat in den letzten Jahren deutlich zugenommen. Dementsprechend sind auch die für die Auslegung von Maschinenelementen wie beispielsweise Kupplungen notwendigen Konstruktionen und Berechnungen immer umfangreicher geworden (Abb. 22).
Im Zusammenhang mit der Auslegung spielen physikalische Größen wie Drehmoment, Torsionssteifigkeit, Drehzahl, Federsteifigkeit, Trägheitsmoment, Unwuchten oder Spielfreiheit eine zentrale Rolle. Deshalb werden diese Größen nachfolgend kurz definiert.
Das *Drehmoment* wird durch eine auf einen drehbaren Körper wirkende Kraft erzeugt und ist das Produkt aus dieser wirkenden Kraft und der wirksamen Hebellänge. Die Einheit des Drehmoments wird in Newtonmeter (Nm) angegeben. Sicherheitskupplungen beispiels-

Abb. 22: Berechnungssoftware zur Auslegung von Kupplungen

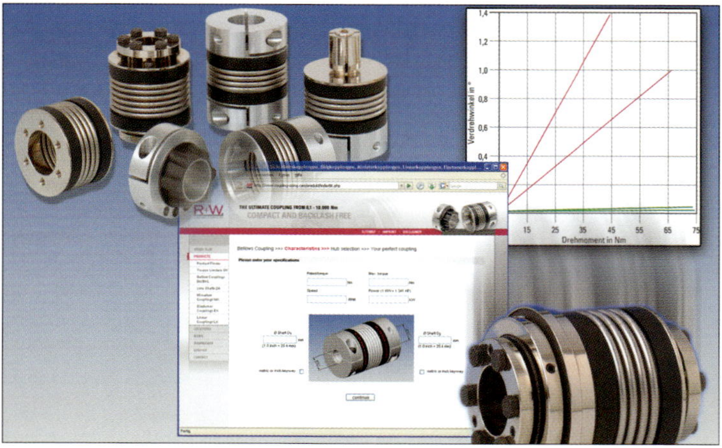

weise werden hauptsächlich nach dem Ausrastdrehmoment ausgelegt.

Der zweite neben dem Außendurchmesser wesentliche Einflussfaktor bei der Übertragung eines Drehmoments ist die in der Einheit Nm/rad angegebene *Torsionssteifigkeit* der Kupplung. Sie beschreibt die Steifigkeit, die eine Kupplung unter einer Torsionsbelastung aufweist. Wird die maximale Torsionssteifigkeit einer Kupplung aufgrund eines zu großen Drehmoments überschritten, reicht die Festigkeit der Kupplung nicht mehr aus, um die anliegende rotatorische Kraft zu übertragen. Die Kupplung wird nicht mehr im hookschen Bereich betrieben und verwindet sich.

Torsionssteifigkeit

Drehzahl

Die Größe *Drehzahl* (Einheit 1/min oder U/min) beschreibt die Häufigkeit der Umdrehungen (360°) einer rotierenden Masse pro Minute. Im allgemeinen Maschinen- und Anlagenbau können Drehzahlen von bis zu 100 000 U/min erreicht werden.

Federsteifigkeit

Unter der *Federsteifigkeit* versteht man die bei differenzierten Bewegungen der Achsen von der Kupplung ausgehende Gegenkraft in axialer, angularer und lateraler Richtung. Die Einheit der Federsteifigkeit ist N/mm bzw. N/°. Wird die axiale Federsteifigkeit der Kupplung herstellerseitig mit 30 N/mm angegeben, bringt die Kupplung bei einer axialen Verschiebung um 1 mm eine Gegenkraft von 30 N auf. Diese zusätzlichen Kräfte sind bei der Auslegung von Lagern und weiteren Bauteilen des Antriebsstrangs immer zu berücksichtigen.

Trägheitsmoment

Das *Trägheitsmoment* eines Körpers beschreibt das auftretende Widerstandsmoment bei Drehzahländerung. Faktoren wie das Gesamtgewicht des Körpers und der Abstand der Körpermasse von der Rotationsachse beeinflussen das Trägheitsmoment maßgebend. In der Regel verkleinert sich das Trägheitsmoment eines Körpers bei Verringerung seines Gesamtgewichts und seines Außendurchmessers. Diese Beziehung gilt auch umgekehrt. Trägheitsmomente spielen bei hoch dynamischen Anwendungen eine wichtige Rolle, da diese zusätzlichen Drehmomente vom Antrieb mit aufgebracht werden müssen.

Unwucht

Damit Antriebsstränge eine hohe Laufruhe erzielen, sollte die *Unwucht* der gesamten Anlage möglichst klein sein. Unwuchten entstehen aufgrund von nicht symmetrischen Bauteilen. Die daraus resultierende ungleiche Massenverteilung erzeugt überproportionale Fliehkräfte, die zu Schwingungen führen. Dadurch wird die Laufruhe des Gesamtsystems beeinträchtigt. Abhilfe schaffen sogenannte Auswuchtbohrungen, die meist direkt an der Unwuchtstelle angebracht werden. Sie sorgen für eine gleichmä-

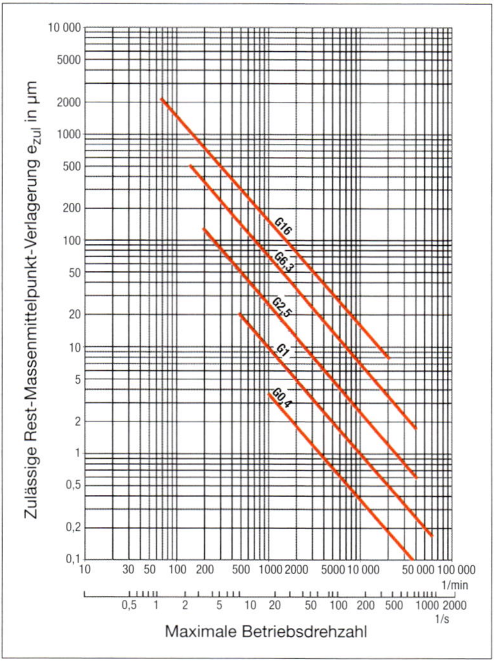

Abb. 23: Diagramm zur Bestimmung der Restunwucht bezogen auf die Wuchtgüte (gemäß DIN ISO 1940 Teil 1)

ßige Massenverteilung im gesamten Bauteil. In der Antriebstechnik sind Wuchtgüteklassen festgelegt, die eine maximale Restunwucht beschreiben (Abb. 23). Gängige Klassen sind G 16, G 6,3 und G 2,5. Dabei steht die kleinere Zahl für eine höhere Wuchtgüteklasse (geringere zulässige Restunwucht).

Spielfreiheit

Spielfreiheit bedeutet, dass bei Änderung der Drehzahl, Drehrichtung oder des Drehmoments kein Spiel (Hohlraum) und somit keine Stöße in der Kupplung entstehen. Dies heißt allerdings nicht, dass kein Verdrehwinkel auftritt, da die einzelnen Bauteile im Antriebsstrang über eine definierte Torsionssteifigkeit verfügen und somit immer ein Verdrehwinkel unter Belastung entsteht. In Hinblick auf die Lebensdauer von Lagern und Antriebs- bzw. Abtriebsmaschinen ist Spielfreiheit von wesentlicher Bedeutung.

Auslegungsverfahren

Auslegung nach dem …

Sicherheitskupplungen, die nach dem Kugel-Rast-Funktionsprinzip arbeiten, werden für die meisten Anwendungen nach dem *Ausrastdrehmoment* ausgelegt. In hochdynamischen Anwendungen kann zusätzlich eine Auslegung nach der Resonanzfrequenz erfolgen. Die Auslegung nach der Torsionssteifigkeit ist ebenfalls in bestimmten Anwendungsfällen notwendig.

… Ausrastdrehmoment, …

Das Ausrastdrehmoment der Kupplung liegt über dem regelmäßig anliegenden Drehmoment im Antriebsstrang, dem Nenndrehmoment, und wird vom Konstrukteur oder Entwickler je nach Einsatzgebiet festgelegt. Vor der Bestimmung des Ausrastdrehmoments ist es notwendig, das Nenndrehmoment im Antriebsstrang zu ermitteln. Um Beschleunigungsmomente und andere Einflussfaktoren dabei zu berücksichtigen, hat sich in der Praxis der Multiplikationsfaktor 1,5 bewährt. Somit sieht die Formel zur Berechnung des Nenndrehmoments im Antriebsstrang folgendermaßen aus:

$$T_{KN} \geq 1{,}5 \cdot T_{AS}$$

T_{KN} Nenndrehmoment im Antriebsstrang in Nm
T_{AS} Spitzendrehmoment der Antriebsseite in Nm

Das Spitzendrehmoment der Antriebsseite T_{AS} kann meist auf dem Typenschild der jeweiligen Antriebsmaschine abgelesen werden. Fehlt diese Angabe, so kann das Spitzendrehmoment der Antriebsseite mit einer Formel, die das Verhältnis der Anlagenleistung zur Drehzahl berechnet, einfach bestimmt werden. Die im Maschinenbau übliche Zahl 9550 kann als eine Konstante zur Umrechnung in die Einheit Nm betrachtet werden. Die Leistung der Antriebseinheit wird in Kilowatt, die Drehzahl in Umdrehungen pro Minute eingesetzt.

$$T_{KN} \geq 9550 \cdot \frac{P_{AN}}{n} \cdot 1{,}5$$

P_{AN} Leistung der Antriebsseite in kW
n Drehzahl in 1/min

… Beschleunigungsdrehmoment, …

Eine weitere Variante ist das Auslegungsverfahren nach dem *Beschleunigungsdrehmoment* (Anfahren ohne Last). Diese Methode berücksichtigt neben der Winkelbeschleunigung das Spitzendrehmoment der Antriebsseite, die Massenverteilung sowie die Trägheitsmomente der An- und Abtriebsseite. Mithilfe eines Korrekturfaktors (Stoß- oder Lastfaktor), der je nach Maschine und Anwendung festgelegt ist, wird das Beschleunigungsdrehmoment bestimmt. Im Allgemeinen wird der Stoß- oder Lastfaktor in drei Gruppen aufgeteilt:

- S_A = 1 (harmonische Beanspruchung)
- S_A = 2 (periodische Beanspruchung)
- S_A = 3–4 (nicht periodische Beanspruchung)

Die nachstehende Formel spiegelt diese Beziehung wider:

$$T_{KN} \geq \alpha \cdot J_L \geq \frac{J_L}{J_A + J_L} \cdot T_{AS} \cdot S_A$$

α Winkelbeschleunigung in s^{-2}
J_L Trägheitsmoment der Abtriebsseite in kgm^2
J_A Trägheitsmoment der Antriebsseite in kgm^2
S_A Stoß- oder Lastfaktor

… Beschleunigungs- und Lastdrehmoment, …

Die präziseste und aufwändigste Drehmomentbestimmung zur Ermittlung der geeigneten Sicherheitskupplung ist die Berücksichtigung des *Beschleunigungs- und des Lastdrehmoments* (Anfahren unter Last). Diese Auslegung simuliert einen Anwendungsfall, in dem ständig unter Belastung beschleunigt und abgebremst wird. Als zusätzlicher Wert zum Beschleunigungsdrehmoment wird das Lastdrehmoment (Spitzendrehmoment der Abtriebsseite) addiert. Nachfolgende Formel mit Differenzierung der einzelnen Größen beschreibt den Zusammenhang:

$$T_{KN} \geq \alpha \cdot J_L + T_{AN} \geq \left[\frac{J_L}{J_A + J_L} \cdot (T_{AS} - T_{AN}) + T_{AN} \right] \cdot S_A$$

T_{AN} Spitzendrehmoment der Abtriebsseite in Nm

Die drei beschriebenen Auslegungsverfahren beziehen sich auf die Herstellerangaben zur Antriebs- und der Abtriebseinheit. Neben den Drehmomenten werden ausschließlich Massenträgheitsmomente und eventuell auftretende Beschleunigungen mit berücksichtigt. Eine andere Möglichkeit zur Bestimmung des Nenndrehmoments ist die Auslegung nach der *Vorschubkraft* (Abb. 24). Diese Methode lässt sich je nach Gestaltung des Antriebsstrangs sowohl auf Spindelantriebe als auch auf Zahnriemenantriebe anwenden.

… der Vorschubkraft ,…

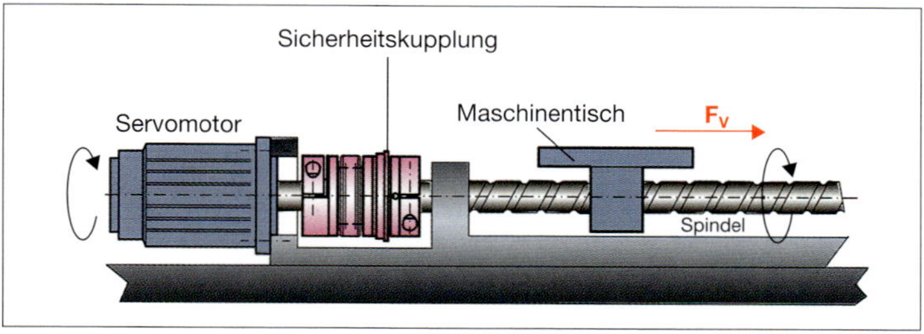

Abb. 24: Vorschubkraft eines Spindeltisches zur Auslegung der Kupplung

Bei Spindelantrieben spielen neben der Vorschubkraft der gesamten Einheit die Spindelsteigung und der Wirkungsgrad der Spindel eine wesentliche Rolle. Mit nachfolgender Formel lässt sich das anliegende Drehmoment berechnen:

$$T_{AN} = \frac{s \cdot F_V}{2000 \cdot \pi \cdot \eta}$$

s Spindelsteigung in mm
F_V Vorschubkraft in N
η Wirkungsgrad der Spindel
π Kreiszahl

Wird die Antriebsseite mit der Abtriebsseite nicht über eine Spindel, sondern über einen Zahnriemenantrieb verbunden, berechnet sich das anliegende Drehmoment mithilfe folgender Formel:

$$T_{AN} = \frac{d_0 \cdot F_V}{2000}$$

d_0 Ritzeldurchmesser der Zahnriemenscheibe in mm

… der Resonanzfrequenz, …

Die Auslegung nach der *Resonanzfrequenz* erfordert detaillierte Kenntnisse der einzelnen Parameter. Jeder Körper, jede Komponente im Antriebsstrang weist eine Eigenfrequenz auf. Im Bereich dieser sogenannten Resonanzfrequenzen sollte die Anwendung aufgrund der dort auftretenden Vibrationen und Schwingungen möglichst nicht betrieben werden. Mit der nachfolgenden Berechnungsformel kann sowohl die Resonanz der Kupplung als auch die Resonanz des gesamten Antriebsstrangs überschlägig berechnet werden. Voraussetzung für die Berechnung ist, dass man die Massenträgheitsmomente der einzelnen Komponenten zusammenfasst. Somit lässt sich das Gesamtmassenträgheitsmoment ermitteln. Die Torsionssteifigkeit des gesamten Antriebsstrangs hat ebenfalls großen Einfluss auf die Schwingungen. Die Berechnung der Resonanzfrequenz für die Kupplung in der Einheit Hertz (Hz) erfolgt durch folgende Formel:

$$f_e = \frac{1}{2 \cdot \pi} \cdot \sqrt{C_T \cdot \frac{J_A + J_L}{J_A \cdot J_L}}$$

Die Berechung der Eigenschwingungszahl in der Einheit 1/min erfolgt durch die Formel:

$$n_e = \frac{30}{\pi} \cdot \sqrt{C_T \cdot \frac{J_A + J_L}{J_A \cdot J_L}}$$

f_e Eigenfrequenz des Systems in Hz
C_T Torsionssteifigkeit der Kupplung in Nm/rad
n_e Eigenschwingungszahl des Systems in 1/min

… der Torsionssteifigkeit

Bei der Auslegung und Konstruktion von Maschinen spielt die *Torsionssteifigkeit* der gesamten Anlage, wie bereits erwähnt, eine wesentliche Rolle. Ob eine Maschine steif oder dämpfend ausgelegt wird, hängt von der jeweiligen Anwendung ab. Grundsätzlich sollte die Steifigkeit aller Einzelkomponenten und somit auch der Kupplung berücksichtigt werden. Die Theorie sagt, dass ein Körper sich unter einer bestimmten Belastung (Drehmoment) um einen definierten Winkel verdreht. Der Grad der Verdrehung wird durch die Steifigkeit des Körpers (arbeitet gegen das Drehmoment) bestimmt. Die nachfolgende Formel veranschaulicht diese Beziehung:

$$\varphi = \frac{180}{\pi} \cdot \frac{T_{AS}}{C_T}$$

φ Verdrehwinkel in °

Zur genauen Bestimmung und Auslegung der Sicherheitskupplung nach dem Ausrastdrehmoment, nach der Resonanzfrequenz oder nach der Torsionssteifigkeit ist es ratsam, Rücksprache mit den jeweiligen Kupplungsherstellern zu nehmen. Deren langjährige Erfahrung bei der Auslegung von Kupplungen gewährleistet in nahezu allen Bereichen und für nahezu alle Anwendungen die richtige Dimensionierung der Sicherheitskupplung.

Verhalten und Charakteristik

Heutige Sicherheitskupplungen, die in Maschinen und Anlagen eingesetzt werden, müssen in der Regel zwei prägnante Verhaltensmuster aufweisen:

Anforderungen

- Bei Überlast erfolgt die Trennung von An- und Abtriebsseite zum Schutz des gesamten Antriebsstrangs nach einer Abschaltzeit von wenigen Millisekunden. Vorrangiges Ziel ist:

Je schneller die Kupplung die Antriebs- von der Abtriebseite trennt, umso geringer sind die Folgekosten aufgrund von Schäden im gesamten Antriebsstrang.

- Nach Ausrastung der Sicherheitskupplung darf die auftretende Restreibung nicht zu groß werden, um gekoppelte Bauteile durch Massenträgheitsmomente nicht weiter zu beschleunigen. Hier ist das Ziel: Je weniger Restreibung die Kupplung aufweist, umso geringer ist die Belastung für die An- oder Abtriebsseite im ausgerasteten Zustand.

Beide Sicherheitsanforderungen werden durch den Einsatz einer speziell gestalteten Hochleistungstellerfeder erfüllt. An der x-Achse des in Abbildung 25 gezeigten Diagramms ist die Schaltzeit in Millisekunden, an der y-Achse das Drehmoment der Antriebseinheit in Newtonmeter aufgetragen. Die im Diagramm rot gekennzeichnete Fläche ergibt sich aus der Kennlinie der Ausrastgeschwindigkeit und aus dem anliegenden Drehmoment im Antriebsstrang. Werden anstelle von Hochleistungstellerfedern konventionelle Tellerfedern verwen-

Abb. 25: Ausrastverhalten einer Sicherheitskupplung

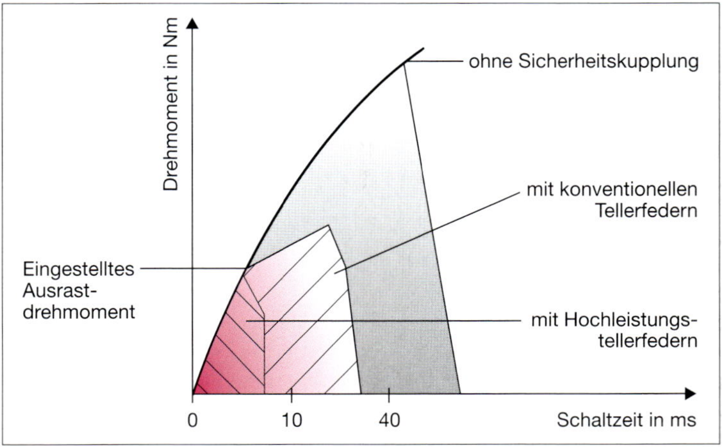

det, reagiert die Kupplung langsamer auf die Überlast. Die Abschaltung bzw. Zwangstrennung von Antriebs- und Abtriebsseite erfolgt um einige Millisekunden später. Ein neben der Auslegung der Tellerfedern weiterer Faktor, der die Ausrastgeschwindigkeit beeinflusst, sind die Bauteilmassen, die beim Ausrasten in axiale Richtung beschleunigt werden müssen. Als Beispiel hierfür sei der Schaltring genannt. Dieser sollte möglichst leicht sein, um schnell beschleunigt werden zu können.

Leichte Bauteile

Die rot gekennzeichnete Fläche im Diagramm beschreibt die Arbeit, die beim Ausrastvorgang verrichtet werden muss. Je größer die Fläche in dem Diagramm, desto mehr Wärmeenergie wird freigesetzt und muss aus dem Antriebsstrang abgeführt werden. Sicherheitskupplungen mit Hochleistungstellerfedern verfügen über ein optimales Ausrastverhalten und setzen deshalb deutlich weniger Wärmeenergie frei. Dies zeigt sich in einer entsprechend kleineren Fläche im Diagramm.

Für den konstanten Einstellbereich der Sicherheitskupplung und das geringe Restreibungsmoment bei Trennung von An- und Abtriebsseite ist eine spezielle Federcharakteristik der Tellerfeder verantwortlich. Die Tellerfeder wird nicht wie üblich auf der progressiven Kennlinie, sondern auf der degressiven Kennlinie genutzt (siehe auch Kap. »Federvorgespannte Kugel-Rast-Kupplungen«, S. 10–12). Nachdem alle Sicherheitskupplungen mittels induktiver Näherungs- oder Endschalter überwacht und abgefragt werden müssen, geben diese bei Überlast ein Signal durch den axialen Weg des Schaltrings nach außen ab. Dieser sogenannte Schaltweg sollte so groß wie möglich sein, damit auch bei großer Verunreinigung sicher gearbeitet werden kann. Durch den abfallenden Ast der Kennlinie und der geringen Federkraft im zusammengedrückten Zustand der Teller-

Nutzung der degressiven Kennlinie

feder wird diese Anforderung optimal erfüllt. Je nach Kupplungsgröße und anliegendem Drehmoment kann ein Schaltweg von 0,7 bis 3 mm erreicht werden. Somit ist ein zuverlässiger Schutz der Anlage oder Maschine durch die Erkennung des Endschalters gegeben.

Automatische Wiedereinrastung

Vier Funktionssysteme

Je nach Anforderungsprofil des Antriebsstrangs werden unterschiedliche Wiedereinrastungsausführungen für Sicherheitskupplungen eingesetzt. Bei allen vier nachfolgend beschriebenen Funktionssystemen von Sicherheitskupplungen ist eine unabdingbare Voraussetzung, dass das Wiedereinrasten nur im Stillstand oder nur bei sehr geringen Drehzahlen erfolgt, da Massenträgheitsmomente der Anlage ebenfalls von der Kupplung erneut mit beschleunigt werden müssen. Eine Ausführungsart ist die automatische Wiedereinrastung, die dadurch gekennzeichnet ist, dass die Kupplung nach Abfall der Überlast in einem definierten Winkel wieder automatisch einrastet. Somit garan-

Abb. 26: Automatische Wiedereinrastung für die schnelle Wiederinbetriebnahme

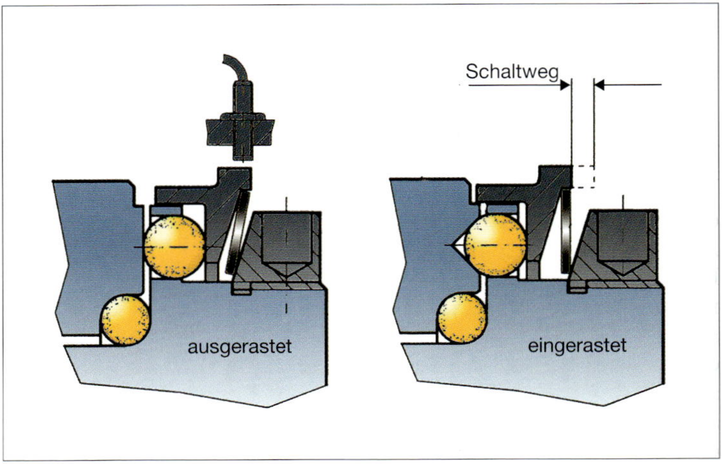

tiert sie die exakte Positionierung zwischen der An- und Abtriebsseite. Ermöglicht wird dieses Prinzip durch die Nutzung der Feder im Nullbereich. In diesem Bereich ist die Feder kurz vor dem Umspringen. Mit nur sehr geringer axialer Kraft drückt sie die Kugel zurück in die Kalotten. Die automatische Wiedereinrastung (Abb. 26) kommt meist bei Anwendungen mit Drehzahlen bis ca. 3000 U/min zum Einsatz.

Winkelsynchrone Ausführung

Die *winkelsynchrone Ausführung* bei automatisch wiedereinrastenden Sicherheitskupplungen ermöglicht aufgrund speziell angeordneter Bohrungen im Grundkörper die Wieder-

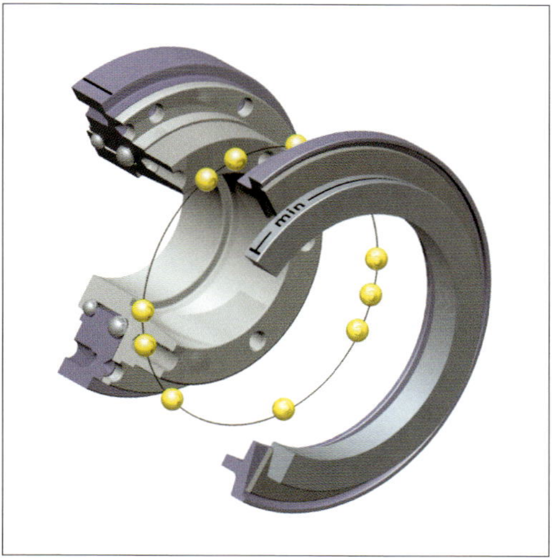

Abb. 27: Winkelsynchrone Wiedereinrastung nach exakt 360°

einrastung nach genau 360° (Abb. 27). Die Anzahl der Kugeln und Kalotten im Grundkörper ist darauf ausgelegt, dass die Kupplung nach dem Wiedereinrasten verschleißfrei und sicher arbeitet. Dieses Prinzip gewährleistet eine absolute Synchronität des Antriebsstrangs. Nach Wegfall der Überlast ist ein sehr zeitaufwändiges Nach- bzw. Neujustieren der Anlage nicht mehr nötig. Längere, kostenintensive Stillstandszeiten können somit vermieden werden.

Durchrastkupplung

Ebenfalls auf dem automatisch wiedereinrastenden Prinzip basierend arbeitet die *Durchrastkupplung* (Abb. 28). Der Unterschied zur winkelsynchronen Kupplung liegt in der Anordnung der Kalotten, die im symmetrischen Winkelabstand über den gesamten Grundkörper platziert sind. Die Wiedereinrastung erfolgt in der Regel nach 30°, 45°, 60°, 90° oder 120°. Da das Bohrbild bei Fertigung jeder Kupplung speziell angefertigt wird, ist für Sonderlösun-

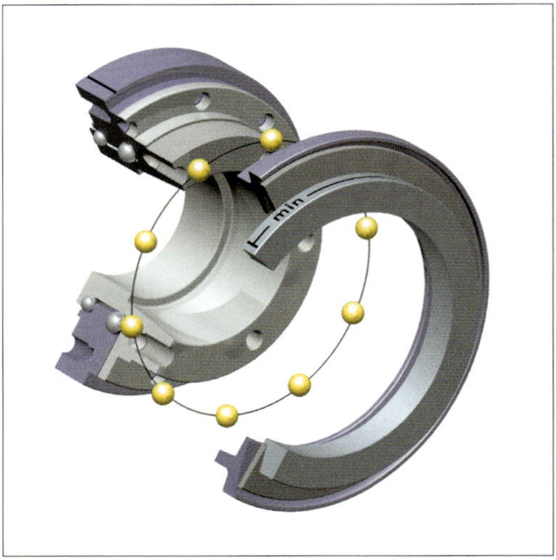

Abb. 28: Durchrastkupplung mit Wiedereinrastung nach 45°, 60°, 90° oder 120°

gen prinzipiell jeder Einrastwinkel möglich, der bei Division durch den Vollwinkel einen Zahlenwert ohne Komma ergibt (360°: Einrastwinkel = Quotient ohne Komma).

Die Durchrastkupplung wird in langsam rotierenden Applikationen oder bei Applikationen mit ausschließlichen Schwenkbewegungen (Verfahrweg der Einheit mit Reversierbetrieb und einem Winkel von beispielsweise 180°) eingesetzt. Ebenso wie die winkelsynchrone

Ausführung rastet die Durchrastkupplung nach dem Abfallen der Überlast automatisch wieder ein. Somit ist die Maschine sofort wieder einsatzfähig.
Eine dritte Variante im Bereich der automatisch wiedereinrastenden Systeme ist die *gesperrte Version* (Abb. 29). Bei dieser Variante wird die Kupplung nur als mechanisch schaltendes Bauteil im Antriebsstrang eingesetzt. Kommt es zu einer Überlast, werden die Kugeln aus den Kalotten gedrückt. Eine Innenverzahnung der Kupplung verhindert jedoch ein freies Durch-

Gesperrte Version

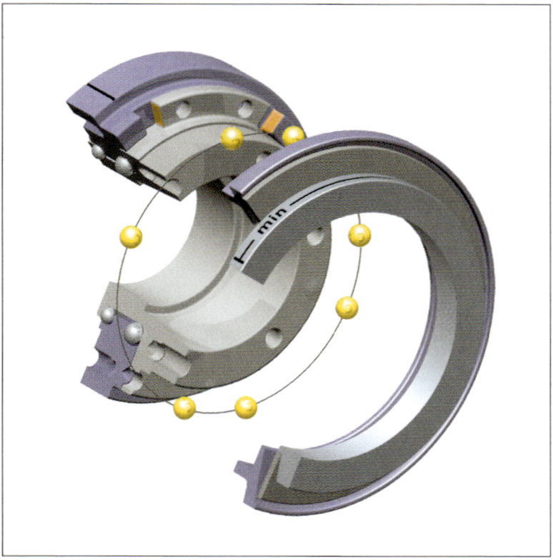

Abb. 29: Gesperrte Version zur Gewährleistung der Lastsicherung

laufen der Kugeln auf dem Grundkörper. Die beiden Kupplungsteile weisen einen Verdrehwinkel von etwa 4° auf. Die Kugeln bleiben am Grat der Kalotte sitzen und ermöglichen somit die automatische Wiedereinrastung der Kupplung nach Behebung der Störung. Optional kann der Verdrehwinkel im ausgerasteten Zustand auch vergrößert werden. Die Kupplung rastet aus, verdreht sich um diesen Winkel und muss vor Wiederinbetriebnahme auf die

Ausgangsposition zurückgedreht werden. Sicherheitskupplungen mit der gesperrten Version kommen bei Anwendungen zum Einsatz, bei denen eine Lastsicherung gewährleistet sein muss (zum Beispiel Hebeanlagen).

Freischaltende Ausführung

Abb. 30:
a) Prinzipdarstellung der Tellerfeder im ein- und ausgerasteten Zustand
b) Wiederinbetriebnahme der Sicherheitskupplung durch axialen Druck

Während die für Applikationen bis 3000 U/min eingesetzten automatisch wiedereinrastenden Sicherheitskupplungen je nach Winkelgrad in jeder Umdrehung mindestens einen Einrastpunkt aufweisen, benötigt man für Applikationen mit Drehzahlen über 3000 U/min ein anderes Funktionssystem. Dieses wird als sogenannte *Freischaltausführung* bezeichnet. Im

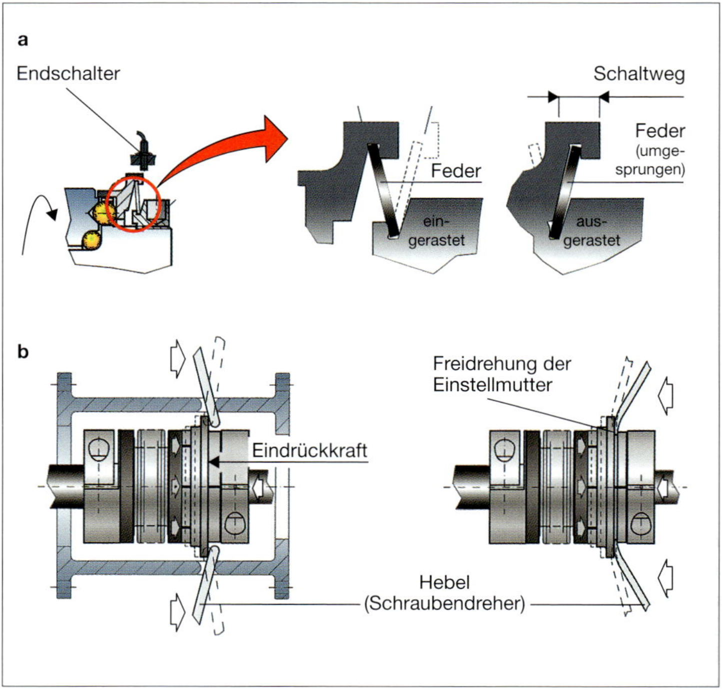

Freischaltausführung

Gegensatz zu den zuvor beschriebenen wiedereinrastenden Ausführungen springt bei der Freischaltausführung die Tellerfeder bei Überlast in der Sicherheitskupplung komplett um (Abb. 30 a). Somit läuft die Kupplung frei durch. Dies gilt für nahezu alle Kupplungsgrößen. Die Schwungmassen können dadurch auf der An- oder Abtriebsseite frei auslaufen. Sobald die Überlast beseitigt ist, kann die Wiedereinrastung über einen Hebel erfolgen (Abb. 30 b). Abbildung 31 zeigt das Beispiel einer Sicherheitskupplung in Freischaltausführung.
Bei Drehzahlen bis 10 000 U/min sowie kleineren Kupplungsgrößen ist es nicht notwendig, die Kupplungen zu wuchten. So ist das Wiedereinrasten der Kupplung nach beispielsweise

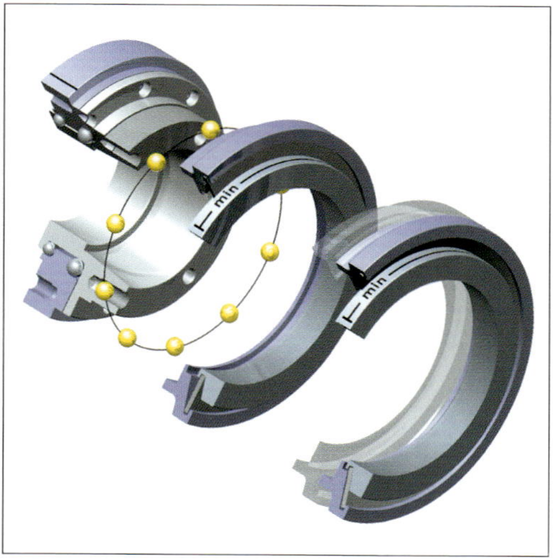

Abb. 31: Freischaltausführung für frei auslaufende Schwungmassen

60° möglich. Bei Drehzahlen von deutlich mehr als 10 000 U/min, wie sie in Prüfständen auftreten, ist hingegen eine Feinwuchtung der Kupplung erforderlich. Feingewuchtete Kupplungen können aus Gründen der Unwuchtverteilung allerdings erst nach genau 360° wieder

eingerastet werden. Bei einer Einrastung nach beispielsweise 180° wäre die Massenverteilung verschoben.
In Applikationen mit derartig hohen Drehzahlen werden die Kupplungen meist durch Glocken oder Abdeckungen geschützt. Diese verhindern, dass einzelne Kupplungsteile aufgrund der Beschleunigungskräfte und der hohen Geschwindigkeiten der Kugeln durchschlagen werden und umliegende Bauteile und Komponenten beschädigen.

Sicherheits-kupplungstypen

Wie bereits eingangs beschrieben, werden Sicherheitskupplungen verwendet, um bei Störungen in der Maschine diese zu schützen und somit hohe Folgekosten zu vermeiden. Deshalb kommen sie im Bereich des allgemeinen Maschinenbaus immer häufiger zum Einsatz. Je nach Anwendung und je nach den spezifischen Eigenschaften des gesamten Antriebsstrangs müssen Sicherheitskupplungen heute sehr flexibel sein und sich an die für den einzelnen Anwendungsfall geforderten Parameter problemlos anpassen lassen. Sicherheitskupplungen lassen sich in fünf Klassen unterteilen.

Fünf Klassen

Starre Sicherheitskupplungen

Einsatz in indirekten Antrieben

Starre Sicherheitskupplungen kommen in indirekten Antriebssträngen zum Einsatz. Diese Antriebsart zeichnet sich dadurch aus, dass die gesamte Einheit des Antriebsstrangs nicht auf einer Ebene positioniert ist. Das an der Motorwelle (Antriebsseite) erzeugte Drehmoment wird über einen Riemen oder über Zahnräder auf die Abtriebsseite übertragen. Die Zahnriemenräder sind meist direkt auf der Motorwelle mit Spannelementen kraftschlüssig befestigt. Ist eine Absicherung des Antriebsstrangs durch eine Sicherheitskupplung notwendig, wird diese meist aus Platzgründen durch Spannelemente wie beispielsweise Klemmnaben oder Konusspannelemente an die Motorwelle angebunden (Abb. 32). Die Zahnriemenscheibe oder das Kettenrad werden direkt auf die andere Kupplungsseite montiert. Somit sitzt das Ausrastsystem der Kupplung direkt im Haupt-

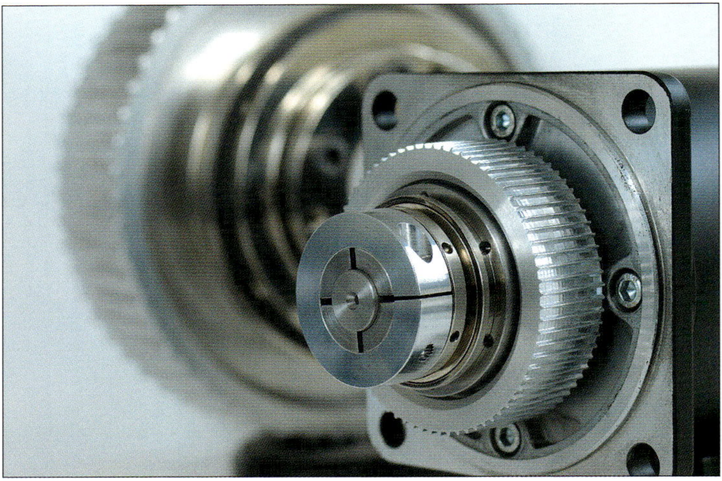

Abb. 32: Sicherheitskupplung zwischen einem Servomotor und einem Riemenrad

antriebsstrang und sorgt für einen zuverlässigen Schutz der Maschine.
Starre Sicherheitskupplungen verfügen über keine Ausgleichselemente wie beispielsweise Metallbalg oder Elastomerkranz. Somit können in vielen Fällen die sonst benötigten Lager (vor und hinter der Kupplung) entfallen. Die durch die Riemenspannung verursachten Querkräfte sind bis zu einem gewissen Maß (hängt von der Kupplungsgröße ab) vernachlässigbar. Ein weiterer Vorteil ergibt sich durch das Fehlen des Ausgleichselements. Es kommt zu keiner Verdrehung innerhalb der Kupplung. Somit wird die Synchronität des Antriebsstrangs durch die Kupplung nicht beeinträchtigt.

Torsionssteife Sicherheitskupplungen

Torsionssteife Sicherheitskupplungen werden in der Regel zwischen zwei Wellen, Zapfen oder Flanschen eingesetzt und zeichnen sich im Allgemeinen durch eine sehr hohe Verdrehsteifigkeit aus. Sie können in zwei Gruppen unterteilt werden.

Einteilige Kupplungen

Die erste Gruppe bilden die einteiligen torsionssteifen Sicherheitskupplungen. Hier besteht die Kupplung aus zwei Naben, die zur Anbindung an die Welle benötigt werden, dem Sicherheitselement sowie dem Edelstahlmetallbalg (Abb. 33). Letzterer übernimmt zwei Funktionen im Antriebsstrang. Zum einen überträgt er eine Drehbewegung, zum anderen kompensiert er auftretende Fluchtungsfehler. Diese Ausgleichsfunktion spielt eine wesentliche Rolle im gesamten Antriebsstrang. Würde das Drehmoment über eine starre Anbindung der beiden Wellen übertragen, wären die bedingt durch den Versatz auftretenden Rückstellkräfte möglicherweise zu groß und könnten Lagerschäden verursachen. Der Metallbalg ist innerhalb der Gruppe der torsionssteifen Sicherheitskupplungen eines der wenigen Ausgleichselemente, das alle drei möglichen Versatzarten, Axial-, Angular- und Lateralversatz, gleichzeitig kompensieren kann. In Standardanwendungen lassen sich bei Angularversätzen Ausgleichswerte von bis zu 2°, bei Lateralversätzen Ausgleichswerte von bis zu 0,35 mm erreichen. Diese können allerdings

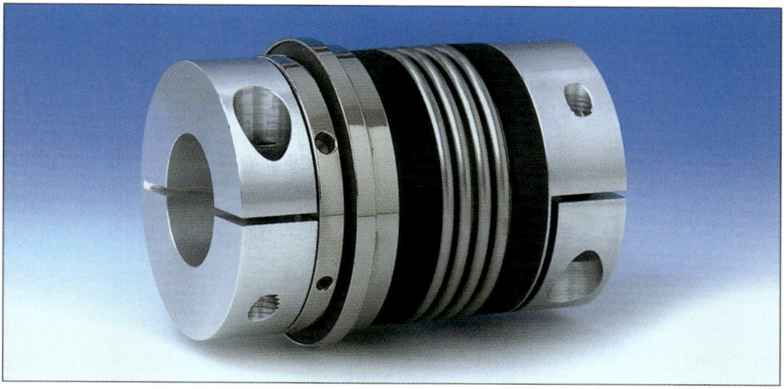

Abb. 33: Torsionssteife Sicherheitskupplung

noch durch eine Erhöhung der Wellenanzahl des Metallbalgs vergrößert werden. Für Sonderlösungen werden beispielsweise Metallbälge mit bis zu 20 Wellen gefertigt.

Klebe- oder Schweißverbindung

Die Verbindung zwischen den Naben, dem Sicherheitsteil und dem Edelstahlmetallbalg erfolgt bis zu einem Nenndrehmoment von 500 Nm über eine doppelseitige Klebeverbindung, ab einem Nenndrehmoment von 500 Nm über eine Schweißverbindung. Alle Sicherheitskupplungen werden auf speziell angefertigten Dornen endmontiert, um eine gute Rundlaufgenauigkeit und Laufruhe sicherzustellen und somit auf die Lager wirkende Rückstellkräfte nach Einbau in den Antriebsstrang zu minimieren. Es ist dadurch möglich, die Zeitintervalle für erforderliche Wartungsarbeiten zu verlängern. Die Naben werden entweder aus hochfestem Aluminium, aus Stahl oder aus Edelstahl gefertigt (Abb. 34). Diese Materialien können noch zusätzlich durch Vernickeln, Verchromen, Nitrocarburieren oder Oxidieren veredelt werden.

Einteilige torsionssteife Sicherheitskupplungen können für einen Drehmomentbereich zwischen 0,1 und 2800 Nm und einem Bohrungsdurchmesserbereich von 3 bis 100 mm eingesetzt werden.

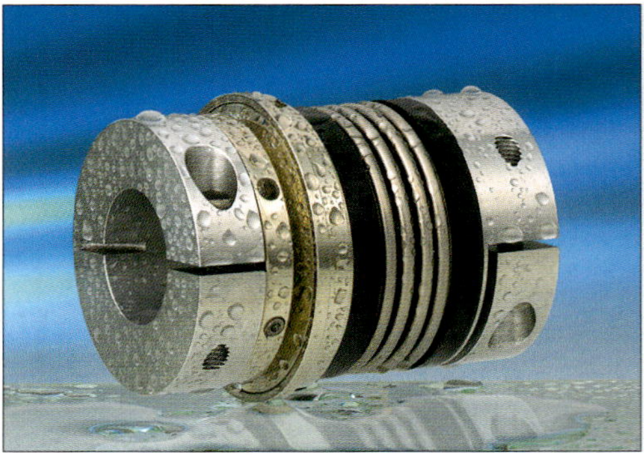

Abb. 34: Sicherheitskupplung in Edelstahlausführung mit Korrosionsschutz

Steckbare Kupplungen

Die zweite Gruppe der torsionssteifen Sicherheitskupplungen ist durch die Zusatzfunktion »Steckbarkeit« gekennzeichnet. Steckbare Kupplungen eignen sich insbesondere für komplexe, schwer zugängliche Montagen, da durch das einfache Zusammenstecken der beiden vorab montierten Kupplungshälften aufwändige Montagebohrungen für die Klemmschrauben der Kupplungsnaben und im Demontagefall das Suchen und Justieren der Schraubenposition entfallen. Die Kupplung lässt sich ohne Lösen der Schrauben einfach nach hinten abziehen. Somit können im Vergleich zu den einteiligen Sicherheitskupplungen die Montage- bzw. Demontagezeiten um bis zu 80 % verkürzt werden.

Hochleistungs-thermoplast

Das Stecksegment, das das Zusammenstecken beider Kupplungshälften ermöglicht, besteht aus einem speziellen Hochleistungsthermoplast, der sich aufgrund seiner Zusammensetzung für höchste mechanische, chemische und thermische Belastungen eignet. Setzt man dem Kunststoff 40 % Glasfasern zu, lassen sich Festigkeiten wie jene von Stahl erreichen.

Das Prinzip der steckbaren Sicherheitskupplung nutzt die axiale Federwirkung des Metallbalgs, um ein Konusstecksegment in einem Gegenstück axial vorzuspannen (Abb. 35). Bei dem Konusstecksegment handelt es sich um

Abb. 35: Steckbare und spielfreie Sicherheitskupplung

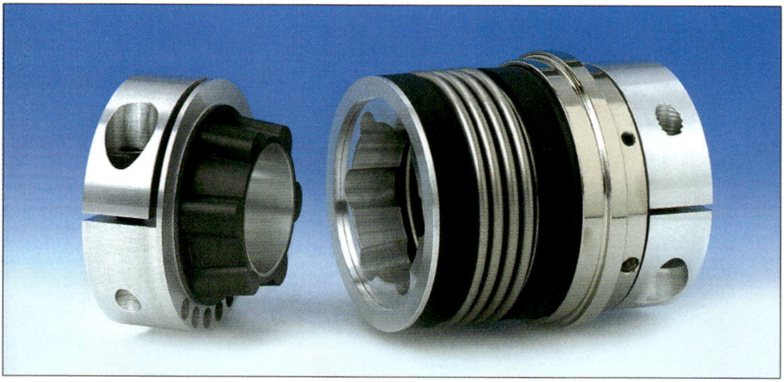

Selbstzentrierende Mitnehmernasen

ein Kunststoffelement, das in eine der beiden Naben integriert ist. Es verfügt über selbstzentrierende Mitnehmernasen, die sich in die Vertiefungen der im Metallbalg befindlichen Konusaufnahme drücken lassen. Bereits eine axiale Vorspannung des Metallbalgs von 0,2 mm gewährleistet eine absolut spielfreie Drehmomentübertragung. Das selbstnachstellende Konusstecksegment garantiert einen verschleiß- und wartungsfreien Dauerbetrieb.
Die Kombination Balganbau und glasfaserverstärktes Kunststoffstecksegment stellt die Steifigkeit der Kupplung sicher. Darüber hinaus wirkt die Sicherheitskupplung elektrisch isolierend und leicht schwingungsdämpfend. Die Gefahr, dass es aufgrund von Versätzen und Schwingungen zu einem Kaltverschweißen der beiden Kupplungshälften kommt, ist ausgeschlossen, da beide Kupplungshälften aus verschiedenen Materialien bestehen.

Kein Kaltverschweißen

Mit steckbaren Sicherheitskupplungen lassen sich Drehmomentbereiche von 0,1 bis 1500 Nm und Bohrungsdurchmesser von 3 bis 80 mm abdecken. Als Klemmverbindungen fungieren Klemmnaben mit gemäß ISO 4762 ausgeführten seitlichen Schrauben oder axial montierbare Konusklemmnaben mit einer hohen Betriebssicherheit.

Schwingungsdämpfende Sicherheitskupplungen

Elastomerkranz aus TPU

Schwingungsdämpfende Sicherheitskupplungen verfügen über einen Elastomerkranz aus thermoplastischem Polyurethan (TPU), der die zwischen dem Sicherheitselement mit Klemmnabe und der zweiten Kupplungshälfte auftretenden Antriebsschwingungen dämpft (Abb. 36). Aufgrund der federelastischen Eigenschaften des Elastomerkranzes ist dieser Kupplungstyp in der Lage, Achsversätze, Schwingungen und

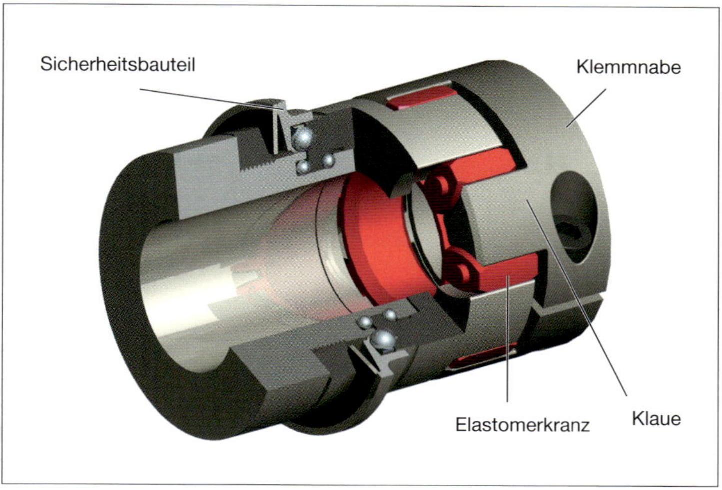

Abb. 36: Schwingungsdämpfende Sicherheitskupplung

Stöße zu kompensieren. An der Stirnseite des Elastomerkranzes angebrachte Nocken sorgen darüber hinaus für ein gutes elektrisches Isolationsverhalten der Kupplung.

Gute Rundlaufgenauigkeit

Das gute Dämpfungsvermögen wirkt sich in Anlagen, die häufigen Stoß-, Wechsel- oder Schwingungsbelastungen ausgesetzt sind, positiv auf die Lebensdauer der verbundenen Maschinenteile aus, allerdings nur, wenn die Kupplungselemente über eine ausreichende Rundlaufgenauigkeit verfügen. Dies betrifft insbesondere die Lage der Klauen zur Rotationsachse. Ungenau gefertigte Naben weisen schlechtere Rundlaufeigenschaften auf, die auf die Drehachsen wirkende Querkräfte zur Folge haben.

Bei geringen Schwingungen oder leichten Stoßbelastungen kann ein Elastomerkranz mit geringem Dämpfungsvermögen (hohe Torsionssteifigkeit), bei stark schwingenden Systemen oder ausgeprägten Stoßbelastungen ein Elastomerkranz mit hohem Dämpfungsvermögen (niedrige Torsionssteifigkeit) eingesetzt werden. Der Grad der Elastomerkranzhärte wird wie bei allen elastischen Materialien mittels der Shorehärte festgelegt. Für die Härteeinstufung gibt es zwei unterschiedliche Prüfverfahren. Das Shore-A-Prüfverfahren misst die Eindringtiefe einer Kugel in den Prüfling, das Shore-D-Verfahren die Eindringtiefe einer spitzen Pyramide in den Prüfling. »Weiche« Elastomere werden nach dem Shore-A-Verfahren, »harte« Elastomere dagegen nach dem Shore-D-Verfahren gemessen. Für die Elastomerkränze kommen zwei Materialien zum Einsatz: Einerseits thermoplastische Polyurethane, die als Standardmaterial gelten. Sie eignen sich für einen Temperaturbereich von –30 bis +120 °C und decken damit 90 % aller Anwendungen ab. Andererseits Hytrel-Materialien, die über einen speziellen Aufbau verfügen und vor allem bei Anwendungen mit stark schwankenden Temperaturen (–60 bis +150 °C) eingesetzt werden. Als Standardwerte für den allgemeinen Maschinen- und Anlagenbau gelten die Shorehärten 98 Sh A, 64 Sh D und 80 Sh A.

Materialien

Shorehärten

Damit eine gute Steckbarkeit der Kupplung gewährleistet werden kann, sind die Elastomerkränze kalibriert. »Diese Kalibrierung besteht darin, die Kränze künstlich vorzualtern. Aus der künstlichen Voralterung resultiert eine vergrößerte Auflagefläche des Kranzes, die dazu führt, dass die Druckbelastung auf den Kranz, (…), nicht mehr punktuell, sondern über eine größere Fläche verteilt wirkt. Durch die großflächigere Verteilung wird der Kranz wesentlich weniger belastet (geringer Verschleiß) und damit die Lebensdauer der Kupplung erhöht.« (aus: Wolf, Tobias; Rimpel, Andreas; Wöber, Michael: *Präzisionskupplungen und Gelenkwellen. Hochgenaue Verbindungselemente für die Antriebstechnik*. Die Bibliothek der Technik, Bd. 284. München: sv corporate media, 2006. S. 38)

Künstliche Voralterung

Schwingungsdämpfende Sicherheitskupplungen eignen sich für einen Drehmomentbereich von 2 bis 900 Nm. Die Bohrungsdurchmesser der Naben reichen von 3 bis 80 mm. Je nach Anwendungsanforderungen werden Naben zur Anbindung an die Welle in Aluminium, Kunststoff, Stahl oder Edelstahl eingesetzt. Die Nabenoberfläche kann durch Vernickeln oder Eloxieren veredelt werden.

Low-Cost-Sicherheitskupplungen

Abgewandeltes Kugel-Kalotten-Prinzip

Low-Cost-Sicherheitskupplungen (Abb. 37) finden Anwendung vor allem in Bereichen, in denen robuste bzw. einfache Überlastsysteme gefordert werden und im Vordergrund eine kostengünstige Lösung steht. Im Unterschied zu den bereits beschriebenen Kupplungstypen arbeiten diese Kupplungen auf der Basis eines abgewandelten Kugel-Kalotten-Prinzips. Über vorgespannte Tellerfedern wird axial eine exakt definierte Kraft auf zwei übereinander liegende Kugelreihen ausgeübt. Im eingerasteten Zustand entsteht eine formschlüssige Verbindung, über die das Nenndrehmoment übertragen wird. Tritt in der Applikation aufgrund einer Störung oder beispielsweise eines zu hohen Beschleunigungsmoments eine Überlast auf, so ist diese größer als die definierte axiale Federkraft, wel-

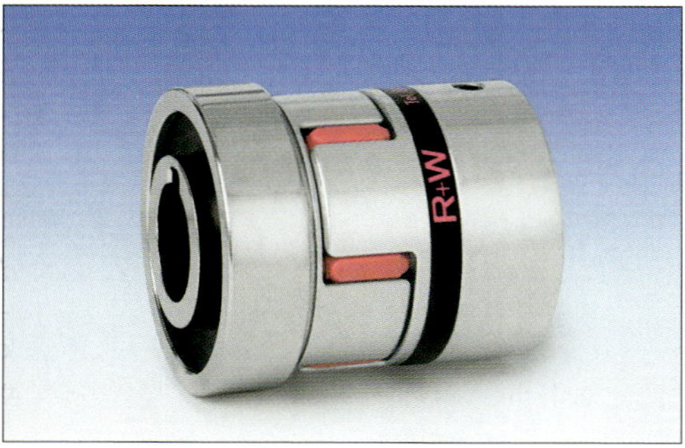

Abb. 37: Low-Cost-Sicherheitskupplung für Drehzahlen bis 200 U/min

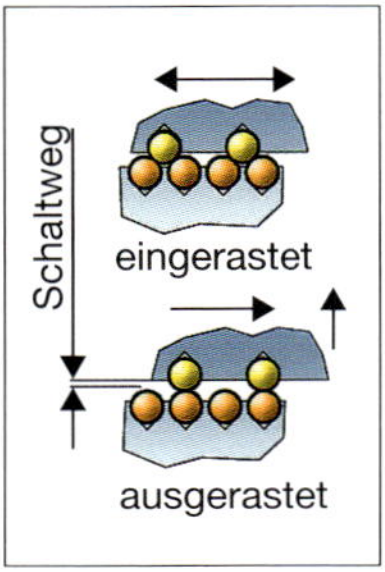

Abb. 38: Darstellung des abgewandelten Kugel-Kalotten-Prinzips

che die Kugelreihen ineinander presst. Dadurch werden die im sogenannten Grundkörper sitzenden Kugeln nach oben aus dem Zwischenraum der Kugeln der Kupplungsnabe gedrückt (Abb. 38). Die Kupplung rastet durch. Dieser Zustand hält für die Dauer der Überlastsituation an. Erst wenn das Drehmoment abfällt und nicht mehr die eingestellte Federkraft des vorgespannten Systems übersteigt, rastet die Kupplung automatisch wieder ein.

Nach heutigem Stand der Technik gefertigte Sicherheitskupplungen erfordern ein Lager zwischen Kupplungskörper und Anbauflansch. Dieses führt das Sicherheitssegment während des Ausrastvorgangs, um axiale Verschiebungen bzw. Bewegungen in der Kupplung selbst zu verhindern. Inzwischen ist jedoch ein Funktionsprinzip entwickelt worden, das kein Lager benötigt. Die Zentrierung des Grundkörpers zur Kupplungsnabe erfolgt hier automatisch, da sich die Teilkreise der Kugeln um einige Millimeter voneinander unterscheiden. Abbildung 39 zeigt die Verspannung bzw. Zentrierung der beiden Kugelreihen zueinander.

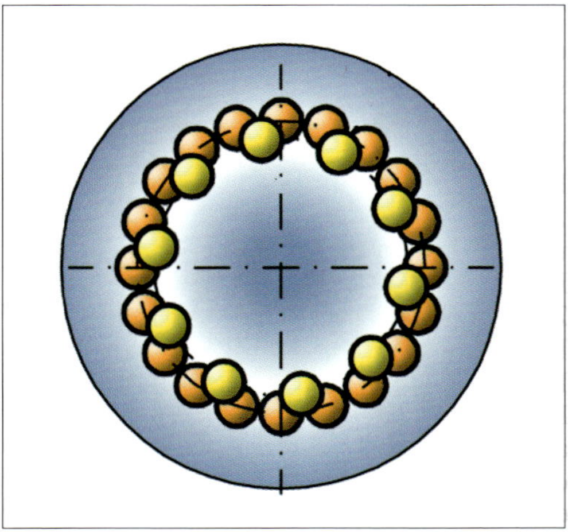

Abb. 39: Zentrierung der beiden Kugelreihen zueinander

Im Gegensatz zu herkömmlichen Sicherheitskupplungen, die über einen Einstellbereich verfügen, wird bei den Sicherheitskupplungen mit modifiziertem Kugel-Kalotten-Prinzip das Ausrastdrehmoment im Werk definiert eingestellt. Eine Korrektur oder Veränderung des Werts erfolgt in der Regel durch den Hersteller. Deshalb benötigt dieser vom Kunden das gewünschte Ausrastdrehmoment vor Beginn der Fertigung. Dieser Sicherheitskupplungstyp arbeitet aufgrund seines speziellen Designs (Kugel auf Kugel) nahezu verschleißfrei und erreicht Ausrasttaktzahlen von mehr als 100 000. Somit bietet diese Kupplungsvariante eine echte Alternative zu Reibschluss- oder Magnetkupplungen.

Feste Voreinstellung

Sicherheitskupplungen in Low-Cost-Ausführung werden derzeit für Ausrastdrehmomente von 1 Nm bis 150 Nm gefertigt, die Bohrungsdurchmesser können innerhalb eines Bereichs von 6 bis 38 mm frei gewählt werden. Wegen der axialen Bewegung der Kupplung bei Überlast ist ein Hubweg von 1 bis 2 mm bei jeder Ausrastung zu berücksichtigen.

Sicherheitsgelenkwellen

Gelenkwellen oder sogenannte Zwischenachsen werden zur Überbrückung von großen Wellenabständen eingesetzt. Konventionelle Lösungen enthielten früher oft ein Zwischenlager oder einen Lagerbock zur Abstützung im Antriebsstrang. Heute gefertigte hochgenaue und deshalb sehr laufruhige Gelenkwellen können inzwischen bis zu 6 m Länge ohne Zwischenabstützung betrieben werden.

Überbrückung großer Wellenabstände

Für den Anwender bedeutet der Einsatz von Präzisionsgelenkwellen eine deutliche Verkürzung der Montagezeiten, weil die zeitaufwändige Ausrichtung der Zwischenlager entfällt und somit eine spürbare Kosteneinsparung erreicht wird. Hochgenaue Ge-

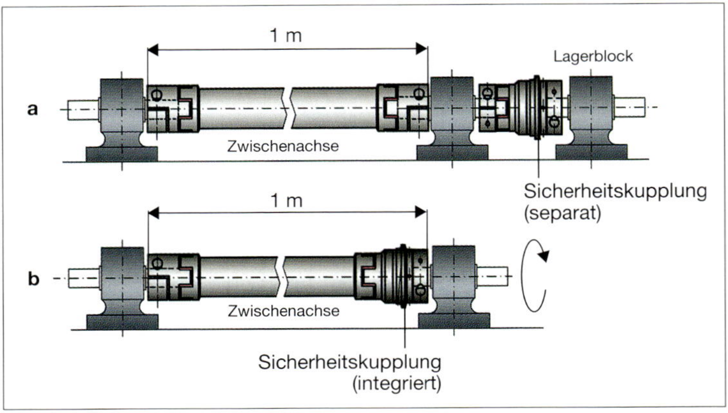

Abb. 40: Darstellung einer Gelenkwelle mit separater (a) und integrierter (b) Sicherheitskupplung

lenkwellen können heute mit einer integrierten Sicherheitskupplung ausgestattet werden, die bei Störung durch Überlast die An- und Abtriebsseite schnell voneinander trennt.
Die Einbindung der Sicherheitskupplung in die Gelenkwelle erspart dem Anwender ein separates Bauteil, das meist zusätzliche Abstützelemente wie zum Beispiel Lager erfordert, und verringert deutlich den Platzbedarf. Abbildung 40 zeigt schematisch den herkömmlichen Aufbau mit separater Sicherheitskupplung im Vergleich zu einer Gelenkwelle mit integrierter Sicherheitskupplung, Abbildung 41 das Foto einer Gelenkwelle mit integrierter Sicherheitskupplung.

Abb. 41: Gelenkwelle mit integrierter Sicherheitskupplung für Distanzen von bis zu 4 m

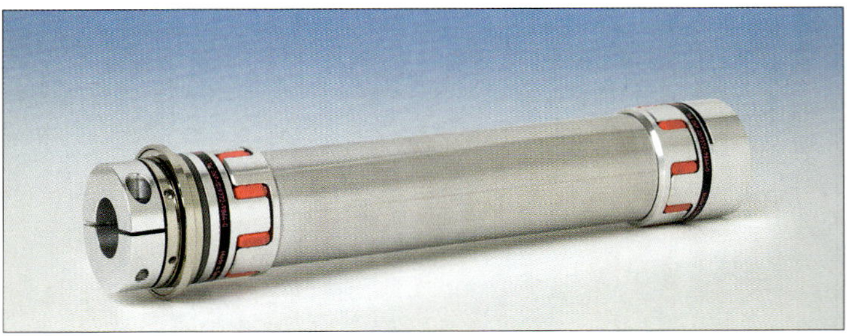

Zusatzkomponenten

Wirkt eine Überlast auf die Kupplung, erfolgt eine Zwangstrennung zwischen der An- und Abtriebsseite. Diese Störung muss schnellstens über Sensoren an die Motorsteuerung weitergegeben werden. Diese Sensoren werden von den Anbietern passend zu den jeweiligen Kupplungsgrößen mit angeboten.

Mechanische und induktive Sensoren

Im Bereich der Sicherheitskupplungen misst ein Sensor Wegänderungen des Schaltrings und sendet diese an die Motorsteuerung. Für die Wegänderungsmessungen kommen sowohl mechanische als auch induktive Sensoren zum Einsatz (Abb. 42).
Mechanische Sensoren erfassen das Schaltsignal über einen sogenannten Schalterstößel, der

Abb. 42: Prinzipdarstellung von mechanischen (a) und induktiven Endschaltern (b)

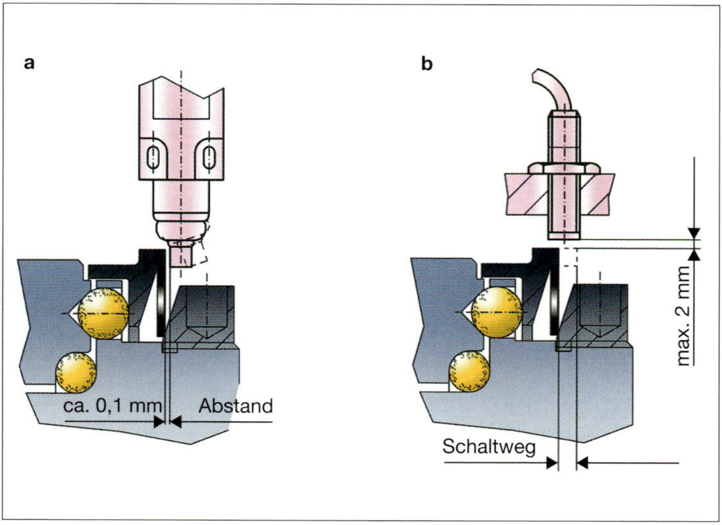

Signalerfassung über Schalterstößel

möglichst nahe an den sich axial bewegenden Schaltring der Sicherheitskupplung positioniert bzw. montiert werden sollte. Nachdem die Schaltfunktion nach der Montage überprüft wurde, arbeitet der zwangstrennende Öffner (schaltet unter allen Bedingungen) mit der Schutzart IP65 in einer Umgebungstemperatur von –30 bis +80 °C, einer maximalen Spannung von 500V AC und einem maximalen Dauerstrom von bis zu 10 A.

Magnetfeldänderung

Auf induktiver Basis arbeitende Sensoren (Näherungsschalter) enthalten eine Spule im Sensorkopf, über die Veränderungen im Magnetfeld registriert und gemessen werden. Sobald der metallische Schaltring eine axiale Bewegung durchführt (Überlastsituation), ändert sich das Magnetfeld am Sensor. Dieser meldet nun mit einer maximalen Schaltfrequenz von 800 Hz die Überlast an die Motorsteuerung. Damit der Sensor zuverlässig arbeitet, darf sein radialer Abstand zum Schaltring der Sicherheitskupplung bei einer Einsatztemperatur von –25 bis +70 °C maximal 2 mm betragen. Im Gegensatz zum mechanischen Endschalter arbeitet der Näherungsschalter (Schutzart IP67) in einem Spannungsbereich von 10 bis 30 V DC und mit einem Ausgangsstrom von maximal 200 mA.

Einstellen des Ausrastdrehmoments

Variabler Einstellbereich

Sicherheitskupplungen, die auf dem federvorgespannten Kugel-Rast-Prinzip basieren, ermöglichen dem Anwender je nach Baugröße einen variablen Drehmomenteinstellbereich von 0,1 bis zu 2800 Nm. Dieser wird durch die degressive Kennlinie der Tellerfedern erreicht. Damit die Ein- bzw. Verstellung des Ausrastdrehmoments so einfach wie möglich vorgenommen werden kann, sind die maximalen und minimalen Drehmomentwerte auf der

Kupplung gekennzeichnet. Die Kennzeichnung erfolgt durch spezielle Gravierungen auf der sogenannten Einstellmutter. Neben Maximal- und Minimalwert ist zur besseren Orientierung auch das im Werk eingestellte Ausrastdrehmoment auf der Mutter eingraviert.
Die Komplexität und die Vielfalt heutiger Maschinen und Anlagen, die mit Sicherheitskupplungen ausgerüstet sind, erfordern eine Anpassung der Kupplung an die jeweilige Maschine. Konstrukteure und Designer legen auf der Grundlage der einzelnen integrierten Maschinenkomponenten wie Servomotoren, Getriebe und Spindeln die Antriebs- und Beschleunigungsmomente fest. Bei der »Feinabstim-

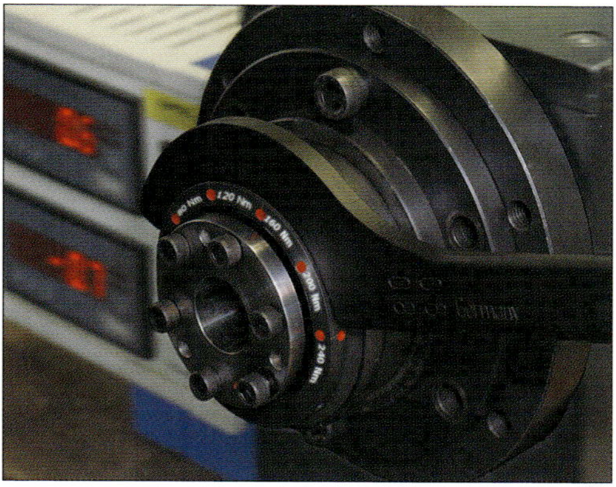

Abb. 43: Einstellung bzw. Verstellung des Ausrastdrehmoments

mung« der Maschinen ist eine variable Anpassung der Sicherheitskupplung erforderlich. Diese muss in der Lage sein, nach dem jeweiligen Grenzwert (absolut maximales Drehmoment) die Anlage bzw. die Antriebs- von der Abtriebsseite zu trennen. Bei nahezu jeder Sicherheitskupplung, die mit dem federvorgespannten Kugel-Rast-Prinzip arbeitet, kann das Ausrastdrehmoment verändert werden. Durch einfaches Lösen der drei Fixierschrauben (Madenschrauben) ist das Verdrehen der Einstellmutter möglich. Da die Mutter direkt auf die sich in der Sicherheitskupplung befindenden Tellerfedern drückt, muss ein von der jeweiligen Kupplungsbaugröße abhängiges Drehmoment aufgebracht werden. Das Aufbringen des Drehmoments erfolgt meist durch einen Gelenkhakenschlüssel (Abb. 43). Als Orientierung bzw. Referenzwert dient je nach Bauart (indirekte oder direkte Antriebe) entweder eine Gravur auf der Einstellmutter oder ein immer sichtbarer Spalt in der Kupplungsnabe. Die stufenlose Einstellung des Drehmoments wird durch das Feingewinde in der Einstellmutter ermöglicht. Da in Sicherheitskupplungen Tellerfedern mit degressiver Kennlinie genutzt werden, darf die Tellerfeder, um eine höhere Vorspannung zu erzeugen, nicht gestaucht, sondern muss entspannt werden. Die Einstellmutter muss daher gegen den Uhrzeigersinn gedreht werden, um ein höheres Ausrastdrehmoment zu erreichen. Soll ein geringeres Ausrastdrehmoment eingestellt werden, so wird die Einstellmutter im Uhrzeigersinn gedreht. Zu beachten ist, dass die Einstellmutter zuverlässig und absolut spielfrei ausschließlich in dem vom Hersteller vorgegebenen Einstellbereich arbeitet. Dieser kann je nach Bauform bis zu 340° umfassen. Nach dem Verdrehen der Einstellmutter auf den gewünschten Wert kann diese durch die radial sitzenden Madenschrauben fixiert werden. Spezielle Kunststoffkugeln, die als Puffer zwischen der Madenschraube und dem Feingewinde sitzen, fungieren als Gewindeschutz. Sie ermöglichen ein leichtes und mehrfach mögliches Nachjustieren der Einstellmutter.

Gravur oder Spalt

Einstellen der Vorspannung

Gelenkhakenschlüssel

Gelenkhakenschlüssel werden zum Verändern des Ausrastdrehmoments benötigt (Abb. 44). Obwohl die Einstellmuttern über ein Fein-

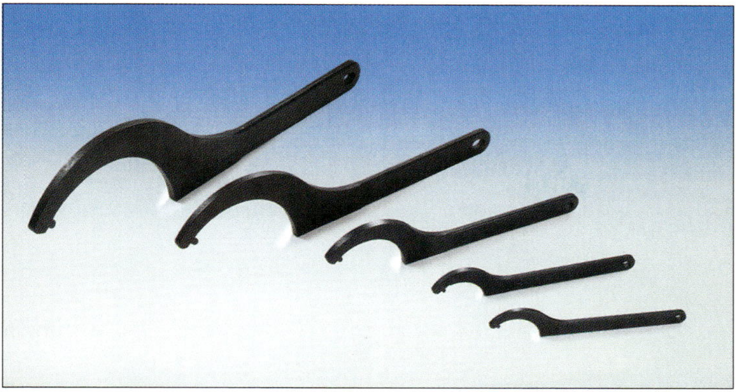

gewinde verfügen, ist dennoch ein (je nach Kupplungsgröße) relativ hohes Drehmoment zum Verstellen nötig.

Für Muttern, die der DIN 1816 entsprechen, sind Gelenkhakenschlüssel auf dem Markt, die passend zur Kupplungsbauform von den Herstellern mitgeliefert werden können. Sie sind mit einem vergrößerten bzw. verlängerten Hebel ausgestattet und erlauben ein präzises und einfaches Verdrehen der Einstellmutter.

Abb. 44: Handelsübliche Hakenschlüssel zur Verstellung von Sicherheitskupplungen

Ausblick

Kompakter und leistungsstärker

Der Trend bei Sicherheitskupplungen wird auch in den nächsten Jahren zu noch kompakteren und leistungsstärkeren Ausführungen gehen (Abb. 45). Ermöglicht wird dies durch die Verwendung spezieller Werkstoffe sowie durch den Einsatz neuer Verfahren und Techniken im Bereich der Fertigung und der Prägung einzelner Bauteile.

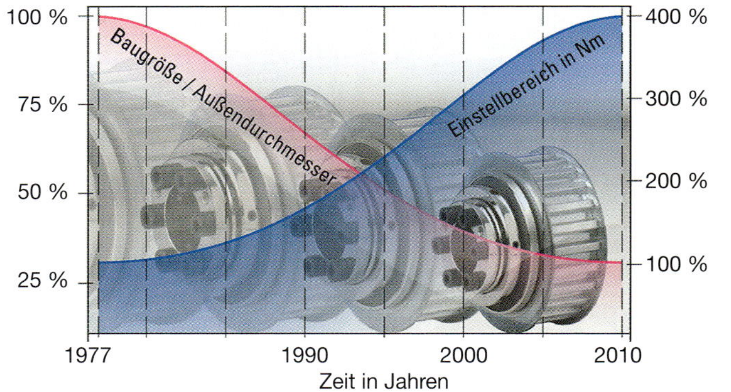

Abb. 45: Entwicklung von Sicherheitskupplungen innerhalb der letzten 30 Jahre hinsichtlich Baugröße und Leistung

Die Anforderung, Drehmomente spielfrei zu übertragen, wird zunehmend auch für Anlagen gefordert, in denen Drehmomente von mehr als 5000 Nm übertragen werden. Herkömmliche Sicherheitskupplungen, wie beispielsweise Brechbolzenkupplungen, arbeiten nicht spielfrei und sind nach Wegfall der Überlast erst verfügbar, wenn die Brechbolzen in einem aufwändigen Prozess wieder eingesetzt worden sind. Dagegen übertragen nach dem Kugel-Rast-Prinzip arbeitende Sicherheitskupplungen das Drehmoment absolut spielfrei und sind darüber hinaus nach dem Ausrasten im Überlastfall aufgrund der Federspannung sofort wieder einsatzbereit.

Drehmomente über 5000 Nm

Auf einem neuen Kugel-Rast-Prinzip basierende Sicherheitskupplungen, die ein Drehmoment über 5000 Nm übertragen können, werden sowohl im Bereich der torsionssteifen Welle-Welle-Verbindung als auch im Bereich der Zahnriemen- und Kettenantriebe in Zukunft dem Markt zur Verfügung stehen. Ihr Einsatz ist für Windkraftanlagen oder Energiekraftwerke geplant, also vor allem dort, wo Stillstandszeiten oder aufwändige Reparaturen Produktionsausfall bedeuten und enorme Kosten verursachen.

Faserverstärkte Hochleistungskunststoffe

Nachdem sich der Einsatz von alternativen Werkstoffen wie beispielsweise faserverstärkte Hochleistungskunststoffe im Bereich der Präzisionskupplungen bereits bewährt hat, ist es vorstellbar, dass auch Sicherheitskupplungen in Zukunft teilweise oder sogar vollständig aus Kunststoff hergestellt werden. Hochleistungskunststoffe ermöglichen dem Maschinenkonstrukteur im Vergleich zu herkömmlichen Werkstoffen wie Aluminium oder Stahl einen zusätzlichen Freiheitsgrad in Bezug auf die Anlagengestaltung. Inwiefern Hochleistungskunststoffe sowie Aluminium bzw. Stahl die für Kupplungen wesentlichen Eigenschaften und Anforderungen erfüllen, zeigt Tabelle 1 im Vergleich.

Bereits heute können Kunststoffkupplungen in Stückzahlen von über 50 000 pro Jahr im

Tab. 1: Vergleich zwischen Hochleistungskunststoffen und Aluminium/Stahl hinsichtlich kupplungsrelevanter Eigenschaften und Anforderungen

Eigenschaften und Anforderungen	Hochleistungs-kunststoffe	Aluminium/ Stahl
Gewicht	+ + +	+
Chemikalienbeständigkeit	+	+ +
Korrosionsbeständigkeit	+ + +	–
Massenträgheitsmoment	+ + +	+
Steifigkeit	+	+ + +
Einsatzgebiete	+ +	+ +
Kostenfaktor	+ + +	+
+++ optimal; ++ sehr gut; + gut; – ausreichend		

Spritzgussverfahren gefertigt werden. Diese Stückzahlen vorausgesetzt, ist ein Einzelpreis unter 6 Euro möglich. Sicherheitskupplungen aus Kunststoff könnten beispielsweise in der Automobilbranche bei elektrischen Fensterhebern oder automatischen Heckklappen zur definierten Drehmomentabschaltung zum Einsatz kommen.

Die Kupplungshersteller folgen dem derzeitigen Trend, leichte und kompakte Produkte zu fertigen. In den nächsten Jahren wird die Entwicklung der Hochleistungskunststoffe und der Herstellverfahren voranschreiten, sodass Kunststoffkupplungen eine höhere Steifigkeit aufweisen und somit noch höhere Drehmomente übertragen werden können.